Leben ohne Ende

Nino Rauch: Leben ohne Ende

www.edition-a.at

Lektorat: Anatol Vitouch
Korrektorat: Marion Knobloch
Cover und Gestaltung: Hidsch

Gesetzt in der *Premiéra*
Gedruckt in Europa

1 2 3 4 5 6 — 17 16 15 14

ISBN 978-3-99001-077-8

Nino Rauch

LEBEN OHNE ENDE

Wie ich als Kind
den Krebs bezwang

edition a

Vorwort

Als dieses Buch schon fast fertig war, habe ich mich hingesetzt, um noch einmal die Motivation zu überprüfen, mit der ich es geschrieben habe. Während der Arbeit daran musste einfach alles raus. Da war nicht die Zeit dafür, sich solche grundlegenden Fragen zu stellen.

Aber als dann ein großer Stapel bedruckten Papiers vor mir lag, der meinen Krankheitsverlauf mit allem Drumherum quasi im Zeitraffer beschreibt, ist mir ein bisschen schwindlig geworden. Ich war plötzlich unsicher, ob ich das alles nicht eigentlich nur für mich selbst festgehalten hatte. Ob es Außenstehenden zumutbar ist. Ob es nicht zu persönlich, zu echt und zu konkret ist, um es zu veröffentlichen.

Also habe ich das Manuskript eingepackt, mich damit in ein Kaffeehaus gesetzt und alles von vorne bis hinten noch einmal durchgelesen. Ganz so, als ob ich nicht der Autor, sondern der erste Leser meines Buches wäre. Während dieser Lektüre ist mir eines klar geworden:

Dies ist kein Buch über die Krankheit Krebs. Nicht in erster Linie.

Es ist ein Buch über die Fähigkeit von Menschen, mit Schicksalsschlägen umzugehen, zu kämpfen und noch einmal zu kämpfen. Gerade dort, wo der Kampf schon fast aussichtslos zu sein scheint. Und es ist ein Buch darüber, dass kaum jemand all das sofort und ganz alleine schafft. Als ich erfahren habe, dass ich an Lymphdrüsenkrebs litt, wollte ich nämlich gar nicht kämpfen. Es ging mir einfach nur schlecht, und ich wollte vor allem in Ruhe gelassen werden. Irgendwann gab es auch eine Zeit, in der ich sogar sterben wollte.

Aber da war mein engstes Umfeld, allen voran meine Mutter, und da waren die Ärzte aus dem St. Anna Kinderspital, und die alle wollten das nicht zulassen. Die kämpften um mich und für mich mit, solange ich dazu nicht in der Lage war.

Das war mir anfangs gar nicht recht. Viele der Menschen, die mir während meiner Krankheit begegnet sind, habe ich verflucht, weil ich mich von ihnen einfach nur bedrängt, bloßgestellt und beleidigt gefühlt habe. Auch davon handelt dieses Buch. Wie schwer es ist, jemandem zu helfen, dem es wirklich schlecht geht. Und wie schwer es sein kann, sich helfen zu lassen, wenn man am Boden liegt.

Als ich schließlich im Kaffeehaus die letzte Seite meines Manuskripts gelesen hatte, hatte ich plötzlich das Gefühl, dass jedenfalls noch etwas fehlt. So sehr das meine, und nur meine Geschichte ist, die ich da beschreibe, so sehr ist es doch zugleich auch die Geschichte vieler anderer Kinder und Jugendlicher, die gegen den Krebs gekämpft haben oder es jetzt gerade tun.

Deshalb habe ich mich noch einmal aufgerafft und eine Idee verwirklicht, die ich eigentlich schon von Anfang an hatte. Ich habe mir von einigen Menschen, die wie ich als Kind an Krebs litten, von ihrer Krankheit und von ihrem Umgang damit erzählen lassen.

Und ich habe Prof. Dr. Helmut Gadner besucht, den ehemaligen Leiter des St. Anna-Kinderspitals, um mir von ihm die Geschichte seines jahrzehntelangen Kampfes gegen Kinderkrebs berichten zu lassen.

Alle diese wahren Geschichten sind zu meiner ergänzend hinzugetreten und bilden jetzt gemeinsam mit ihr dieses Buch. Seither habe ich mir die Frage, wofür ich es geschrieben habe, nicht mehr von Neuem stellen müssen. Es war mir ein für allemal klar.

Dies ist kein Buch über Krebs. Es ist ein Buch über sehr junge Menschen, die sich gegen ein Schicksal wehren, das keiner von ihnen verdient hat. Es ist ein Buch für diejenigen, die diesen Weg erst noch gehen müssen und diejenigen, die ihn bereits gegangen sind.

Einer davon bin ich.

Nino Rauch, Wien, Februar 2014

1

Ich schrecke aus dem Schlaf auf. Mein Unterarm fühlt sich feucht an. Es ist dunkel. Ich drücke mich aus meiner Bauchlage hoch. Weit genug, um das Leintuch abtasten zu können. Unter meinen Fingern ist es nass, warm und klebrig.

Vor Schreck ziehe ich meine Hand mit einem Ruck zurück. Ich beuge mich aus dem Bett und drücke den Lichtschalter. Ein, zwei Sekunden brauchen meine Augen, um sich an die Helligkeit zu gewöhnen, dann sehe ich es ganz klar: Mein Leintuch, meine Decke und mein Kissen sind knallrot.

In Panik springe ich auf und betrachte die Lache, die sich langsam ausbreitet, sich in den Stoff frisst und in die Matratze sickert. Der Fleck hat einen Durchmesser von der Größe eines Fußballtrikots. Das Blut tropft von der Bettkante. Dünne Rinnsale. Der Boden rund um die Lache ist rot gesprenkelt, und die Flecken auf dem Teppich laufen schon ineinander. Ich widerstehe dem Impuls, laut zu schreien, weil ich meine Eltern nicht wecken will. Zum Glück teile ich mir mein Zimmer nicht mit meinen beiden kleineren Brüdern Rico und Raffael. So bekommt vorerst niemand mit, was hier geschehen ist.

Entsetzt schaue ich an mir herunter. An meinen Armen klebt Blut, an meinen Fingern, am Körper. Ich begreife nicht, was passiert ist. Ich sehe keine Wunde, fühle keinen Schmerz. »Scheiße, was ist nur los?«, denke ich.

Ich befühle hektisch meinen Bauch, die Arme, den Hals, um doch etwas zu finden, spüre aber keine Verletzung. Zitternd berühre ich meine Nase, und obwohl sie mir nicht weh tut, bin ich sicher, dass das Blut nur von dort stammen kann. Da ich schon seit Wochen unter einem chronisch verstopften Nasenloch und anderen Beschwerden leide, ist das der einzig logische Schluss.

Ich atme tief durch und fühle, wie mein Puls wieder sinkt, als mir die Erzählung eines Schulkollegen einfällt, der unter häufigem Nasenbluten leidet und nachts schon öfter in solchen Schlachtfeldern aufgewacht ist. Zumindest hat er das behauptet. »Jetzt hab ich auch was zu erzählen«, denke ich.

Da ich pinkeln muss, gehe ich aufs Klo, und bin froh, dass ich einen Grund habe, das Zimmer zu verlassen, das aussieht, als wäre darin ein brutaler Mord verübt worden. Während ich mich erleichtere, amüsiere ich mich sogar einen Moment lang über die absurde Vorstellung, jemand könnte mein Zimmer so vorfinden und glauben, ich sei erstochen worden. Da bemerke ich, dass mein Urinstrahl nicht gelb, sondern blutrot ist.

Mir wird schwindlig. Ein heftiges Druckgefühl baut sich in meinem Ohr auf und breitet sich im Kopf aus. Als ich noch einmal in die blutige Kloschüssel schaue, kriege ich kaum Luft. Die Bedenken, meine Eltern zu wecken, sind plötzlich weg. Ich laufe in ihr Schlafzimmer und rüttle meine Mutter unsanft wach. Sie schreckt auf, will wissen, was los ist. Ich schalte die Lampe auf ihrem Nachttisch ein und halte ihr meine blutigen Hände entgegen. Erst jetzt sehe ich im Spiegel neben ihrem Bett, dass auch mein ganzes Gesicht wie mit roter Farbe bemalt aussieht.

Meine Mutter starrt mich an wie ein Gespenst. »Was hast du da gemacht!«, fährt sie mich an. Ich stammle herum, als müsste ich etwas verbergen und fühle mich dabei wie ein kleiner, hilfloser Junge. In meinen Augen spüre ich Tränen, die hinauswollen. Da sie jetzt schon so entsetzt ist, traue ich mich nicht, meiner Mutter auch noch von dem blutigen Urinstrahl zu erzählen, obwohl ich sie doch deshalb geweckt habe. Stattdessen entschuldige ich mich sinnlos und murmle etwas von Nasenbluten. Kaum habe ich das Wort ausgesprochen, scheint meine Mutter sich ein bisschen zu entspannen. Das macht auch mich wieder ruhiger.

Sie atmet tief durch, schaut hinüber zu meinem Stiefvater, der immer noch schläft, dann wieder zu mir. »Morgen«, sagt sie, »fahren wir ins Spital«. Sie sagt es in einem Ton, der mir signalisieren soll, dass Widerspruch zwecklos ist.

2

Ich bin vierzehn Jahre alt und habe nur ein Ziel: Profifußballer zu werden. Deshalb geht es mir extrem auf die Nerven, dass ich seit über vier Wochen Probleme mit dem Atmen habe. Das verstopfte Nasenloch. Bemerkt habe ich das in der Schule, dem Sportgymnasium, das ich besuche. Während des Unterrichts kann ich mich dort kaum mehr konzentrieren. Vor allem seit durch den hartnäckigen Schnupfen auch das rechte Ohr belegt ist. Ich höre schlechter, muss nachfragen, wenn mich jemand anspricht, mein Gegenüber darum bitten, seine Worte zu wiederholen. Das macht auf die Dauer schlechte Stimmung, sowohl bei mir, als auch bei den anderen. Umgekehrt verstehen meine Mitschüler und die Betreuer auch mich nicht mehr gut, weil meine Stimme nasal klingt. Den Ausführungen der Lehrer kann ich kaum folgen.

Immer wieder versuche ich, den Druck, der von meinem Ohr in meinen Kopf ausstrahlt, auszugleichen. Mit Daumen und Zeigefinger halte ich beide Nasenflügel zu, presse sie an die Scheidewand, atme gegen ihn an. Aber er verschwindet einfach nicht.

Während einer Französisch-Schulstunde soll ich vor der Klasse in einem gespielten Dialog die Frage nach meiner Herkunft beantworten.

»Vous venez d'où?«, will die Lehrerin wissen. Ich forme die Lippen, um die Vokale und Konsonanten deutlicher aussprechen zu können, aber die Silben scheinen meinen Mund unkontrolliert zu verlassen, klingen wirr und genuschelt. Meine Mitschüler lachen und ich fühle, wie mir am ganzen Körper heiß wird. Die Lehrerin runzelt die Stirn und betrachtet mich mit zusammengekniffenen Augen. »Macht der sich über mich lustig?«, scheint sie zu denken.

Die Situation ist mir peinlich. Zuhause in Stockerau, in der Nähe von Wien, bin ich immer ein guter Schüler gewesen, habe, schon um Ruhe vor den Lehrern zu haben, immer die von mir geforderte Leistung erbracht. Auch deshalb, weil meiner Mutter, die eine ziemliche Perfektionistin ist, meine Noten so wichtig gewesen sind. Ich schiele in Richtung meiner Mitschüler. Der Blick einiger von ihnen ist mitleidig, die anderen grinsen, und ich spüre, dass mit mir etwas nicht in Ordnung ist. Rasch verdränge ich den Gedanken.

Am nächsten Tag findet ein Fußball-Trainingsmatch statt. Während der Spielpause stehe ich in der Umkleidekabine mit dem Rücken zum Trainer. Er kommt zu mir und packt mich überraschend hart an der Schulter. Sein Griff ist fest und seine Finger bohren sich zwischen meine Knochen. Erschrocken fahre ich herum.

»Was ist mit dir? Willst du mich ärgern?«, fährt er mich an. Seine Stimme klingt unfreundlich und gereizt und ich begreife, dass ich eine Aufforderung überhört haben muss.

»Es tut mir leid, ich habe sie vorher nicht verstanden«, entschuldige ich mich. Der Trainer runzelt die Stirn. Eine steile Falte hat sich zwischen seinen Augenbrauen gebildet und es sieht nicht aus, als würde er meiner Behauptung Glauben schenken.

»Was soll das heißen, du hast mich nicht verstanden?«, schnaubt er. »Ich bin keine fünf Meter von dir entfernt gewesen und habe den Satz dreimal laut und deutlich wiederholt!«

Wieder spüre ich, dass etwas nicht stimmt, versuche den Gedanken aber neuerlich zu verdrängen, indem ich mich auf die Taktik für die zweite Hälfte konzentriere. Während des Matches sprinte ich wie ein Gejagter über das Spielfeld. Auf diese Art beweise ich mir selbst, dass es mir gut geht und entgehe meinen Grübeleien für eine Dreiviertelstunde. Nur beim Sport fühle ich mich noch frei. Wenn ich laufe, den Ball spiele, den Körper an seine Grenzen treibe, die Kraft meiner Muskeln und die Lust an der Bewegung spüre, wenn der Schweiß über meine Haut rinnt und meine innere Hitze kühlt, nehme ich keinen Druck wahr. Dann ist alles im Fluss. Der Atem strömt ungehindert. Ich kann meine Lungenflügel bis in die Spitzen mit Luft füllen und meinen Brustkorb erweitern. Mein Kopf ist leicht.

Nach ein paar Tagen spricht mich mein Zimmerkollege Stefan auf meine verstopfte Nase an. Mein Schnarchen hält ihn in der Nacht vom Schlafen ab. Er drängt darauf, dass ich mich untersuchen lasse. Wir hätten schließlich unseren Sportarzt hier, meint er. Ich winke ab.

»Ist nur ein Schnupfen. Das wird schon«, sage ich und klinge zuversichtlicher, als ich bin. Er zuckt mit den Schultern.

In der Nacht schrecke ich aus dem Schlaf auf, als ein stumpfer Gegenstand gegen meinen Kopf prallt. Verwirrt reibe ich die schmerzende Stelle, blinzle in die Dunkelheit und erkenne meinen Zimmerkollegen, der sich ebenfalls aufgerichtet hat. Er hebt seine Hand, zielt mit einem Fußballschuh nach mir, wirft. Ich ducke mich, und der Schuh knallt hinter mir gegen die Wand. Wahllos greift Stefan nach dem Munitionsvorrat neben seinem Bett. Fußballschuhe, Hallenschuhe, Laufschuhe, Sneakers und Badeschlapfen fliegen wie Geschosse in meine Richtung. Ich schreie, dass er aufhören soll. Aber es ist mehr ein Krächzen.

»Wenn du dich nicht gegen das verdammte Schnarchen behandeln lässt!«, ruft er, und ich verspreche es.

Aber natürlich halte ich dieses Versprechen nicht. Von meinem Stiefvater sind Rico, Raffael und ich als »Indianer« aufgezogen worden. Indianer kennen bekanntlich keinen Schmerz. Eine einfache Erkältung ist kein Grund, zum Arzt zu gehen, es sei denn, man ist verweichlicht. So habe ich es gelernt.

Im Internat wird das nicht anders gesehen. Wir alle sind richtige Männer. Solange wir uns beim Fußballspielen nicht beeinträchtigt fühlen, sollen wir uns nicht beklagen. Nur wenn die sportliche Leistung abnimmt, werden die Trainer unruhig und versuchen uns die Schmerzen auszureden. So schlimm kann es doch nicht sein. Wir sollen die Zähne zusammenbeißen. Wir sind schließlich junge, fitte Spieler und keine lahmen Fußballopas, die wegen jeder angeknacksten Zehe beim Physiotherapeuten sitzen, um Schmerzmittel zu erbetteln.

Auch unter den Mitschülern will keiner als schwach angesehen werden. Weichlinge werden rasch als Außenseiter abgestempelt, und der Weg zurück in die Gemeinschaft ist hart. Wir sind jung, stark und unbesiegbar. Jeder ist hier der Beste oder wird es einmal werden.

3

Ich kenne es nicht, mich krank zu fühlen. Vielleicht auch, weil mein Umfeld von mir immer erwartet hat, gesund zu sein. Ich bin Leistungssportler. Mit sechs Jahren meldet mich mein Stiefvater bei der Juniorfußballmannschaft meines Heimatorts Stockerau an. Er selbst wie auch sein Schwiegervater, mein Großvater, haben ihr Leben lang in ihrer Freizeit auf dem grünen Rasen gespielt. Um mir die Anerkennung der beiden zu verdienen, trainiere ich so viel und hart ich kann. Bald wird klar, dass ich Talent habe. Die Trainer sehen, wie geschickt ich den Ball berühre, wie ich seine Flugbahn erahne, was für einen Riesenspaß mir das Spiel macht. Für das Training verzichte ich gerne auf meine liebste Fernsehsendung, auf einen Nachmittag im Freibad oder einen Kinobesuch mit meinen Eltern. In das Stammbuch meines besten Freundes schreibe ich unter die Frage nach meinem schönsten Tag, Pizza zum Mittagessen und Fußballtraining am Nachmittag.

Von jetzt an fahre ich in allen Schulferien ins Trainingslager, wo ich von österreichischen Fußballgrößen wie Didi Constantini und Hermann Stessl trainiert werde. Meine Eltern fördern mich gerne und sind daher bereit, die nicht gerade billigen Camp-Aufenthalte zu bezahlen.

Mit dreizehn Jahren wechsle ich von der Stockerauer Fußballmannschaft in die von Spillern, eine höhere Liga. Dort werde ich rasch zum wichtigsten Stürmer, schieße die meisten Tore der Saison und verhelfe der Mannschaft zum Sieg in der Meisterschaft. Im Ort bin ich ein kleiner Star. Die hübschesten Mädchen des Dorfs versäumen keines meiner Spiele, winken mir von der Tribüne aus zu, springen bei jedem Tor auf und rufen meinen Namen. Wenn ich sie nach dem Match anspreche, laden sie mich zu Grillfesten und Poolpartys in die Häuser ihrer Eltern ein. Die Burschen nicken anerkennend, klopfen mir auf die Schulter, wollen bei mir einschlagen. Im Ort gibt es keinen Gleichaltrigen, der mich nicht grüßt, wenn er mir auf der Straße begegnet. Alle wollen zu unserer Fußballclique gehören.

Als ich, von meinen Fans und der Familie umjubelt, den Meisterschaftspokal in Händen halte, bin ich der glücklichste Junge der Welt. Ich spüre sein Gewicht in meinen Händen, sehe den Sonnenglanz des Metalls und fühle mich durch ihn erhoben. Mein Trainer dreht den Lautstärkeregler der Musikanlage bis zum Anschlag.

»We are the Champions« dröhnt über den Platz. Ich höre die Rufe nicht mehr, kein Klatschen und keine Gratulationen, sehe nur noch mein Lebensziel. Ich will Fußballprofi werden.

Mein Traum scheint in Erfüllung zu gehen, denn schon kurz darauf werden meine Eltern von den verschiedensten Leistungssportzentren Österreichs angerufen. Meine Mutter spricht mit den sportlichen Leitern und erkundigt sich nach den Kosten, ob ich weiterhin zu Hause wohnen kann oder welchen Abschluss mir die Schule ermöglicht. Sie versprechen mir, mich zu einem Star zu machen, malen mir eine glänzende Karriere aus, reden von einer Einberufung in das Nationalteam und von einer Menge Geld, die es zu verdienen gäbe. Als ich meinen beiden kleinen Brüdern davon erzähle, sind sie natürlich neidisch, zugleich aber wirken sie auch stolz, einen so erfolgreichen großen Bruder zu haben.

Es schmeichelt mir, so umworben zu werden, etwas Besonderes zu sein. Rasch entscheiden meine Eltern und ich, dass ich mit dem kommenden Schuljahr in das Sportgymnasium St. Pölten wechseln werde. Unter der Woche werde ich im zugehörigen Internat wohnen. Meine Eltern haben sich vor allem für diese Schule ausgesprochen, weil sie mit Matura abschließt. Noch sehen sie nicht den Fußballstar in mir, sondern ihren vierzehnjährigen Sohn Nino, der eine gute Ausbildung bekommen soll.

Voller Vorfreude zähle ich die letzten Ferientage. Ich kann es nicht erwarten, meinem Ziel die nächsten Schritte entgegenzugehen und bereite mich auf den Eintritt in die neue Schule vor. Jeden Tag laufe ich zwei Stunden, mache fünfzig Liegestütz und Sit-ups. Das Freibad, in dem ich im Vorjahr Stammgast gewesen bin, besuche ich kaum noch, weil ich lieber trainiere. Ich verzichte auf das Eis, das sich meine Freunde nach der Schule gönnen, weil ich gelesen habe, dass Zucker schlecht für die Gesundheit ist. Fette und vitaminarme Lebensmittel versuche ich ebenfalls zu meiden, ich esse keine Pommes frites mehr und nur noch selten einen Hamburger.

Ich freue mich darauf, von zu Hause wegzugehen, selbstständiger zu werden, neue Menschen kennenzulernen und bin nicht traurig, meine alte Schulklasse zu verlassen, weil dort der Zusammenhalt unter den Schülern nicht besonders stark war.

Ich träume von meiner Karriere, halte dabei glänzende Pokale in Händen und trage Medaillen um meinen Hals. Mit an die Brust gedrückter Hand singe ich die Nationalhymne. Ich sehe mich mein verschwitztes Trikot mit Spielerlegenden tauschen. Nicht nur die Bewohner eines kleinen niederösterreichischen Ortes jubeln mir zu, wenn ich ein Tor erziele. Es sind begeisterte Fans aus dem ganzen Land, vielleicht sogar aus ganz Europa, der Welt, die sich von ihren Stühlen erheben und die Arme der Reihe nach in die Höhe reißen, um gemeinsam die Welle für mich zu formen.

Endlich ist der Sommer zu Ende, und ich darf mein neues Leben beginnen. Als ich an einem Wochenende zwei Monate nach Schulbeginn nach Stockerau heimkomme, mustert mich meine

Mutter besorgt. Sie hat mich in den vergangenen Wochen selten gesehen, da an Samstagen und Sonntagen die österreichweiten Meisterschaftsspiele ausgetragen werden und ich kaum noch zu Hause bin. Sie betrachtet mich mit gerunzelter Stirn und will wissen, ob alles in Ordnung ist. Ich wehre mich gegen ihre mütterliche Fürsorge, indem ich erkläre, kein Kind mehr zu sein.

Aber meine Mutter, von der ich immer mit Strenge erzogen worden bin, duldet meine Widerrede nicht. Sie tritt näher an mich heran, legt ihre Hand an meinen Hals und möchte wissen, warum meine Stimme so nasal klingt. Erst jetzt begreife ich, worauf sie hinaus will. Ich löse mich aus ihrer Berührung, habe das Gefühl, dass sie mich noch immer unter Kontrolle halten will, möchte selbstständig sein wie im Internat. Nur zögernd erzähle ich ihr von dem nun schon länger anhaltenden Schnupfen und dem belegten Ohr, spiele die Beschwerden herunter, weil ich weder vor ihr noch vor mir selbst verweichlicht erscheinen will.

Aufmerksam lauscht meine Mutter meinen Beschreibungen der Symptome, verschränkt die Arme vor ihrer Brust, wiegt ihren Kopf. Als ich fertig bin, entscheidet sie, dass ich am Montag zu Hause bleiben werde und wir einen Hals-Nasen-Ohrenarzt im Ort aufsuchen werden. Sie besteht darauf, obwohl ich beharrlich versuche, ihr diesen Plan auszureden.

Am darauffolgenden Tag fahren wir gemeinsam zum Arzt. Drei ältere Frauen sitzen im Wartezimmer, als wir es betreten. Nur eine von ihnen grüßt uns, die anderen scheinen mit ihren Leiden beschäftigt. Sie stöhnen, jede Bewegung scheint sie zu schmerzen. Ich habe das Gefühl, nicht hierherzugehören. Ich kenne keine Orte, an denen es nach Krankheit riecht. Ich bin immer gesund und fit gewesen.

Nach einer halben Stunde bittet uns die Ordinationsassistentin in den Behandlungsraum. Als wir ihn betreten, wächst das ungute Gefühl in meinem Magen. Der Arzt untersucht mich. Er fragt nach dem Beginn meiner Beschwerden, will wissen, ob ich auch Fieber gemessen habe. Ich verneine. Er fordert mich auf, meinen Oberkörper frei zu machen und greift nach dem Stethoskop. Als die runde, kalte Metallscheibe meine Haut berührt, richten sich die Härchen in meinem Nacken auf.

Ich atme kräftig, schlinge die Luft tief in meine Lunge. Auf keinen Fall soll der Doktor an ihrer Kapazität zweifeln. Er leuchtet in meine Ohren, drückt meine Zunge mit einem flachen Holzstäbchen hinunter, um meinen Rachen zu begutachten. Schließlich nickt er, bewegt seinen Drehstuhl in Richtung meiner Mutter und erklärt ihr, dass es sich bei meiner Erkrankung um eine gewöhnliche Verkühlung handle und man einfach abwarten müsse.

Das Gesicht meiner Mutter hat einen skeptischen Ausdruck und ich fürchte, dass sie ihm gleich widersprechen wird. Sie schweigt. Als ich mich schon erleichtert zum Gehen wende, fragt sie doch noch nach, ob ich nicht wenigstens Antibiotika einnehmen sollte. Aber der Arzt winkt ab und erklärt, dass Antibiotika bei einer Viruserkrankung nichts ausrichten können. Ich bin froh darüber. Ohne verordnetes Medikament habe ich die offizielle Erlaubnis, weiterhin am Fußballtraining teilzunehmen.

Die Ordinationsassistentin reicht uns eine Untersuchungsbestätigung und fragt, ob wir einen Kontrolltermin vereinbaren wollen. Meine Mutter zögert. Schließlich nickt sie, und die Assistentin notiert das Datum in ihrem Kalender, sowie auf einem Erinnerungskärtchen, das sie meiner Mutter reicht. Sie lächelt uns zu, als wir die Ordination verlassen. An der Art, wie meine Mutter ihre Lippen aufeinanderpresst, erkenne ich, dass sie nicht zufrieden ist und der Diagnose des Arztes nicht traut. Ich vermute, dass sie nicht wirklich vorhat, wiederzukommen.

Zurück im Internat versuche ich, mich wieder voll auf mein Ziel zu konzentrieren. Aber nach einer weiteren Woche haben sich meine Symptome immer noch nicht verbessert. Meine Stimme klingt nasaler denn je, der Druck in meinem Ohr scheint dauernd zu wachsen, und das Atmen fällt mir schwer. Ich kämpfe mit Sport dagegen an, versuche, beim Laufen und Krafttraining die ungewohnte Beeinträchtigung zu vergessen. Es gelingt mir ganz gut, nicht aber meiner Mutter.

Wieder nimmt sie mich nach dem Wochenende aus der Schule und fährt mit mir zum praktischen Arzt, der uns nach einer kurzen Untersuchung eine Überweisung für ein Stirnhöhlenröntgen schreibt. Ich habe Angst vor dem Termin. Ich habe gehört, dass man bei einer Stirnhöhlenentzündung drei Tage lang nicht trainieren darf, aber meine Mutter beruhigt mich und rät, zuerst die Ergebnisse abzuwarten, bevor ich mir solche Gedanken mache.

Das Röntgeninstitut liegt in Stockerau. Seine Einrichtung sieht unmodern und schon mindestens fünfzig Jahre alt aus. Wieder sitzen im Wartebereich nur alte Menschen. Ich habe keine Lust, mich hier untersuchen zu lassen, verliere langsam die Geduld. Ich will wieder ungestört trainieren können, statt von einem Arzttermin zum nächsten gefahren zu werden. Ich muss doch regelmäßig laufen, meine Gewichte stemmen, den Ball spielen und kämpfen, um in Form zu bleiben. Wie soll ich mit meinen Konkurrenten mithalten können, meine Gegner besiegen, meinem Ziel entgegenarbeiten, wenn ich hier zwischen kranken Omis und Opis herumsitze? Meine Mutter bittet mich, noch ein bisschen durchzuhalten. Es klingt, als ginge es um ihre eigene Gesundheit und obwohl ich weiß, dass sie mein Bestes will, fühle ich mich von ihrer Fürsorge genervt.

Während der Untersuchung spreche ich so wenig wie möglich, antworte den Fragen der Assistentinnen und des Arztes knapp und lasse meine vor der Brust verschränkten Arme nur sinken, wenn es unbedingt nötig ist. Gott sei Dank geht der Termin schnell vorüber. Mit dem Röntgenbefund fahren wir zum praktischen Arzt. Der betrachtet das Bild, schüttelt den Kopf und sagt, dass die Stirnhöhlen frei seien. Er verschreibt mir Nasentropfen und rät uns, wie schon zuvor sein Kollege, abzuwarten. Wieder bin ich erleichtert, meine Mutter hingegen wirkt nach wie vor angespannt. Ich kehre zurück ins Internat und bin ein weiteres Mal überzeugt, meine Beschwerden bald der Vergangenheit zuordnen zu können.

Erst als ich am nächsten Wochenende daheim in einer Blutlache erwache und meinen roten Urin in der Kloschüssel sehe, weiß auch ich, dass mit meinem Körper etwas ernsthaft nicht stimmt.

4

Meine Mutter ist ein sehr reinlicher Mensch. Mehrmals pro Woche putzt sie in unserem Haus in Stockerau das Bad, und die Toiletten säubert sie beinahe jeden Tag penibel. Ordnung ist ihr wichtig. Ich habe einmal erlebt, dass sie auf ihrem Weg zur Arbeit wieder umgekehrt ist, weil sie vergessen hatte, ihr Bett zu machen. So hat sie noch in der Nacht meines Blutsturzes alle Spuren beseitigt und mein Schlafzimmer in beste Ordnung gebracht, bevor ich mich wieder hingelegt habe.

Als ich am nächsten Morgen erwache, habe ich für einen Augenblick ganz vergessen, was in der Nacht geschehen ist. Erst als ich das besorgte Gesicht meiner Mutter sehe, fällt es mir siedend heiß wieder ein.

Ich will nicht ins Spital. Als meine Mutter mir erklärt, dass ich dort auch nicht hin muss, bin ich positiv überrascht. Sie hat noch in der Nacht mit meiner Tante telefoniert und sie gebeten, ihre guten Kontakte zur Wiener Ärzteszene zu nutzen. Das finde ich zwar völlig übertrieben, aber immerhin bleibt mir so die bedrückende Krankenhausatmosphäre erspart.

Wir packen unsere Sachen und machen uns von Stockerau aus auf den Weg nach Wien. Erst auf der leeren Straße wird mir bewusst, dass Sonntag ist. Meine Mutter und meine Tante müssen sich wirklich ins Zeug gelegt haben, um diesen Arzttermin zu bekommen, denke ich, und fühle mich dabei nicht gerade wohl. Noch einmal versuche ich, meiner Mutter die ganze Sache auszureden, ihr klarzumachen, wie übertrieben mir das alles scheint. Aber sie geht nicht darauf ein, scheint auf Autopilot geschalten zu haben. Also beschränke ich mich darauf, während der Fahrt murmelnd die obszönsten Schimpfworte auszuprobieren, die ich im Internat gelernt habe.

Der Arzt, bei dem wir einen Termin bekommen haben, ist Professor, wie das Türschild in der restaurierten Altbauwohnung im vierten Wiener Gemeindebezirk verrät. Die Praxisräume sind hoch und hell, die Wände frisch ausgemalt. Der Wartebereich, in dem ich der einzige Patient bin, ist so groß wie unser Wohnzimmer. Im Hintergrund läuft klassische Musik und es riecht nach Rosenblüten, die auf mehrere Schüsseln verteilt im Raum drapiert sind. Die Umgebung gefällt mir und ich fühle mich mit der Situation versöhnt, habe ein viel besseres Gefühl als bei den Arztbesuchen in Stockerau. »Jetzt bringst du das hinter dich«, mache ich mir innerlich zusätzlich Mut, »und ab morgen wird beim Training wieder Vollgas gegeben.«

Die Untersuchung verläuft zunächst harmlos. Der Professor betrachtet die Röntgenbilder meiner Stirnhöhlen, die meine Mutter aus Stockerau mitgebracht hat. Er sagt, dass ich den Druck in meinem Ohr beschreiben soll, will wissen, ob er sich in den letzten Tagen ausgebreitet hat. Er fragt nach vorangegangenen Operationen, erkundigt sich, ob ich regelmäßig Medikamente einnehme, und ich erzähle von den mir verschriebenen Nasentropfen. Der Professor notiert einige Worte auf einem Karteikärtchen, bittet mich danach, ein wenig vom Fußballspielen zu erzählen, lauscht meiner nasalen Stimme und nickt. Mit einem Wattestäbchen tupft er Sekret aus meiner Nase und steckt die Probe danach in ein verschließbares Plastikröhrchen.

Als ich schon meine, fertig zu sein, präsentiert er mir plötzlich einen etwa fünfzehn Zentimeter langen Metallstab, an dessen Enden eine Linse und ein Lämpchen eingebaut sind. Das Ding sieht nicht gut aus, denke ich. Er erklärt mir, dass es sich bei dem Gerät um eine Sonde handelt, mit deren Hilfe er das Innere meines Nasenraums inspizieren wird. Na fein. Er bittet mich, für einen Moment stillzuhalten. Als er mir den Stab vors Gesicht hält, muss ich mich bemühen, nicht zurückzuzucken. Aber der Professor führt ihn so vorsichtig in meine Nasenöffnung, dass ich kaum eine Berührung spüre. Die Untersuchung dauert nicht lange. Als der Professor sie beendet hat, legt er die Sonde an ihren Platz zurück und sieht mich und meine Mutter an.

»Es handelt sich entweder um Polypen. Oder um einen Tumor«, sagt er trocken.

Das Wort ›Tumor‹ füllt den Raum. Ich sehe, wie meine Mutter in ihrem Sessel zurückkippt, von der Wucht der Aussage in die Lehne gedrückt zu werden scheint. Ich halte meinen Atem an, fürchte die drohende Möglichkeit, mit dem nächsten Luftzug zu inhalieren und sie so Wirklichkeit werden zu lassen.

»Und was heißt das?«

Die Stimme meiner Mutter klingt heiser. Sie hat Mühe, den Satz auszusprechen.

Jetzt hebt der Professor beschwichtigend seine Hand. Ein Tumor ist nichts anderes als eine Wucherung, ein Gewächs, erklärt er uns. Er kann durchaus gutartig sein. Das aber muss erst durch eine Biopsie festgestellt werden. Dazu schneidet man Gewebe aus dem Gewächs, das später von einem Pathologen unter dem Mikroskop untersucht und analysiert wird. Die Gewebeentnahme bedeutet nur einen kleinen Eingriff von etwa einer halben Stunde, fügt er hinzu.

Er selbst werde operieren, verspricht der Professor. Handle es sich um Polypen, werde er diese sofort entfernen, andernfalls ein Stück des betreffenden Gewächses für die spätere Untersuchung entnehmen.

Ich atme wieder. Auch meine Mutter scheint beruhigter. Ihre Stimme hat jetzt den üblichen rauen, aber kräftigen Klang.

»Wir bekommen doch rasch einen Termin?«, will sie wissen. Der Professor sieht in seinem Kalender nach, führt ein kurzes

Telefonat. Er spricht mit seiner Assistentin, nickt uns zu. »Ich kann schon am Dienstag in der Privatklinik ›Goldenes Kreuz‹ operieren, wenn Sie möchten«, bietet er uns an.

Sandra

Diagnose Knochenkrebs
1996 im Alter von 16 Jahren

Im Raum riecht es nach Plastik, nach Desinfektionsmittel und Farbe. Es ist ein künstlicher Geruch, leblos und fremd. Langsam dringt er in Sandras Nase, erfüllt sie und lässt das gerade erwachende Mädchen blinzeln. Benommen versucht sie sich zu erinnern, wo sie sich befindet, doch ihre Gedanken laufen wirr durcheinander. Bilder von Menschen in weißen Gewändern tauchen auf und verschwinden wieder, sind unbekannt und lassen sich nicht zuordnen. Sandra öffnet ihre Augen weit und erblickt eine weiße Zimmerdecke. Zwei Neonröhren sind dort angebracht. Sie kann die Umrisse der Lampen nur undeutlich erkennen. Sandra sieht nicht gut, hat sechs Dioptrien auf dem einen und sieben auf dem anderen Auge.

»Wo habe ich schon wieder meine Brille hingelegt?«, denkt sie. Verwirrt will sie an ihre Nase greifen und fühlt, dass sie ihre Hand nicht bewegen kann. Sie versucht es noch einmal und scheitert. Erst jetzt bemerkt sie, dass ihre Arme niedergebunden und festgezurrt sind. Erschrocken öffnet Sandra ihren Mund, möchte um Hilfe rufen, doch kein Ton kommt heraus. Wie Blitzlichter erscheinen in ihrem Gedächtnis Bilder, die Sandra nicht einordnen kann. Menschen, die sich über sie beugen. Maskengesichter. Unbekannt und mit erstarrtem Ausdruck. Das Gefühl der Benommenheit wird weniger und sie nimmt nun wahr, dass etwas in ihrer Kehle steckt, ihren Worten den Weg versperrt und in ihrem Inneren scheuert. Nur langsam begreift Sandra, dass es sich dabei um einen Beatmungsschlauch handelt.

»Warum werde ich künstlich beatmet?« denkt sie verzweifelt und fragt sich, was mit ihr geschehen ist. Das Gefühl, sich nicht bemerkbar machen zu können, ist beklemmend und wirkt wie eine zusätzliche

Sperre in ihrer Kehle. Hilflos liegt Sandra auf dem Rücken, ist festgeschnallt und gefesselt. Sie hört ein Piepsen, dreht ihren Kopf ein wenig zur einen, dann zur anderen Seite und erkennt, dass die gleichförmigen Töne von einem medizinischen Gerät verursacht werden. Sie sieht einen Bildschirm mit Linien und Kurven, Kabel in verschiedenen Farben und Plastikschläuche. Außer ihr ist niemand im Raum. Ihr Bein schmerzt, in seinem Inneren pocht und pulsiert es, es drückt und brennt, und plötzlich kommen die Erinnerungen.

Nach einem halben Jahr, in dem Sandra wegen ihrer Schmerzen von einem Arzt zum nächsten gebracht wurde, in dem sie eine Untersuchung nach der anderen und schon einige Spitalaufenthalte über sich ergehen hat lassen, wurde ihr, für sie völlig überraschend, die Diagnose Knochenkrebs gestellt. Sandra ist bestürzt, als sie erfährt, dass in ihrem rechten Knie ein Tumor wächst, und gleichzeitig erleichtert, weil sie endlich eine Diagnose hat.

Nach den ersten beiden Chemotherapieeinheiten, die sie im Wiener Allgemeinen Krankenhaus und im St. Anna Kinderspital erhalten hat, war eine große Operation geplant. Sechs bis sieben Stunden sollte der Eingriff dauern, ihr Bein dabei der Länge nach aufgeschnitten, die Knochen ausgeschabt, der Tumor entfernt und eine sogenannte Endoprothese, eine innere Stütze aus Titan, eingesetzt werden. Verschwommen sieht Sandra jetzt, wie sie auf dem Rollbett in den Operationssaal geführt wird. Undeutlich hört sie die Stimme des Anästhesisten, der ihr erklärt, dass sie nun gleich einschlafen wird. Sie sieht, wie sich eine Schwester lächelnd über sie beugt, spürt die Hand der Operateurin, die ihren Oberarm tätschelt. Sie alle wollen sie beruhigen, begegnen ihr freundlich und hilfsbereit.

Warum hat mir keiner von ihnen gesagt, dass ich auf der Intensivstation aufwachen könnte?, denkt Sandra, die nun sicher ist, sich auf ebendieser zu befinden.

Wieder versucht sie, ihre Arme und Beine zu bewegen, spreizt die

Finger und Zehen, hebt ihren Kopf. So sieht sie, dass sich hinter dem Fußende ihres Bettes eine Milchglasscheibe befindet, auf deren gegenüberliegender Seite jemand steht. Sandra strampelt und zuckt, so gut sie kann, mit ihren Gliedmaßen. Endlich bemerkt sie die Gestalt hinter der Trennwand und eilt zu ihr herüber. Die Schwester betritt ihr Zimmer, und Sandra lässt ihren Kopf erschöpft in das Kissen fallen, driftet schon wieder in eine Traumwelt ab.

Achtmal muss Sandra im Laufe ihrer Krebserkrankung operiert werden. Weil ihr Bein manchmal so anschwillt, dass die Ärzte die Wunde nicht schließen können, müssen Haut- und Muskelstücke aus ihrem zweiten Oberschenkel und dem Rücken entnommen werden, um den Spalt zu schließen. Zweimal infiziert sich die behandelte Stelle, da Sandras Immunsystem durch die lange Behandlung geschwächt ist. Das Bein muss von Neuem aufgeschnitten und ausgeschabt werden. Einmal bricht das Ende der Prothese, das mit dem Bein verbunden ist, den Knochen. Jedes Mal muss Sandra danach mehrere Tage bis Wochen still in ihrem Krankenzimmer liegen, danach wieder mit der Physiotherapie beginnen, lernen, das Bein zu bewegen, die geschwundenen Muskeln wieder aufzubauen und zu trainieren. Seit beinahe zwei Jahren geht Sandra nun schon auf Krücken, verbringt ihre Tage in Spitälern und Kliniken, statt wie die Mädchen ihrer Klasse zur Schule zu gehen, die ihr nun viel bedeutet. Plötzlich wünscht sie sich nichts mehr, als gemeinsam mit ihren Mitschülern dem Unterricht lauschen zu dürfen, in einem normalen Klassenraum zu sitzen, Aufgaben zu lösen, zu rechnen und zu schreiben.

Als sie vor dem achten Eingriff in den Operationssaal des AKHs geschoben wird, würgt es sie in der Kehle. Bisher hat sie ihre Behandlungen zumeist still über sich ergehen lassen, hat akzeptiert, was geschehen ist und sich ihrem Schicksal gefügt. Sie riecht den vertrauten Geruch nach Desinfektionsmittel, Plastik und Farbe, fühlt die pochenden Schmerzen in ihrem Bein, spürt das Brennen und Ziehen. Die Opera-

teurin kommt auf ihr Bett zu. Bei ihrem Anblick beginnt Sandra zu weinen. Die Tränen lassen sich nicht zurückhalten, laufen ihre Wangen hinunter, durchnässen bald das Tuch, auf dem sie liegt. Es ist kurz vor Weihnachten. Sandra kann nicht mehr. Sie will die Feiertage zu Hause und mit ihrer Familie verbringen. Sie hat keine Energie mehr. Sie weiß, welcher lange Krankenhausaufenthalt, welche Schmerzen, was für eine mühsame Trainingsarbeit danach auf sie warten.

»Ich kann nicht mehr«, weint Sandra und wiederholt die Worte so lange, bis es schwarz vor ihren Augen wird.

Als sie im Aufwachraum des Krankenhauses die Augen öffnet, hat eine Veränderung stattgefunden. Die Schmerzen in ihrem Bein sind zum ersten Mal kaum noch zu spüren, im Zimmer riecht es frischer, und sie fühlt sich weniger benommen. Plötzlich wächst aus ihrer inneren Leere eine Kraft. Sandra hat nie an ihrer Genesung gezweifelt, hat immer fest daran geglaubt, bald gesund zu werden, aber sie hat es noch nie so stark gefühlt, wie in diesem Moment.

»Niemals wieder sehe ich ein Krankenhaus von innen!«, denkt sie und ballt ihre Hände zu Fäusten. Nie wieder will sie die Behandlungen so passiv über sich ergehen lassen, sagt sie sich. Und tatsächlich, nachdem sie aus dem Spital entlassen wird, infiziert sich die Wunde nicht mehr. Die Prothese hält, und Sandra kommt für lange Zeit nicht mehr zurück.

5

An den beiden Tagen vor meiner Operation bin ich wortkarg, in mich gekehrt und stocksauer. Auf meinen Körper, auf die Ärzte und das Spital, auf meine Mutter, die mir all das durch ihre Hartnäckigkeit eingebrockt hat. Außerdem habe ich Angst. Einerseits vor dem Eingriff, der abklären soll, was mir eigentlich fehlt. Aber die Gedanken daran kann ich recht gut verdrängen. Immer noch bin ich sicher, dass die ganze Sache letzten Endes ergebnislos bleiben wird.

Größere Angst aber habe ich davor, was das alles für meine Sportler-Karriere bedeutet. Mein Selbstbild hat gehörige Risse bekommen. Ich fühle mich längst nicht mehr so stark und unverwundbar wie noch vor ein paar Wochen. Wenn mein Körper anscheinend nicht einmal in der Lage ist, mit einer verstopften Nase alleine fertig zu werden, wie soll er dann die Härten des Fußballprofi-Lebens durchstehen? Die neuerlichen Fehlzeiten, die durch die Operation entstehen, sind für meine Stellung im Internat eine Katastrophe. Selbst wenn doch noch alles rasch vorübergeht, habe ich in den letzten Wochen in jedem Fall so viele Trainingseinheiten verpasst, dass ich bei den nächsten Partien auf der Bank sitzen werde. Die anderen sind nicht so untätig wie ich gewesen und haben meine Abwesenheit mit Sicherheit genutzt, um den Trainern ihre Qualitäten zu beweisen. Außerdem ist mein Image im Eimer. Jeder im Internat hält mich jetzt für ein nicht belastbares Weichei, denke ich verzweifelt. Dabei hat alles so gut ausgesehen. Mein Lebenstraum, der in den vergangenen Jahren kontinuierlich gewachsen ist, liegt in Scherben vor mir.

Am aggressivsten macht mich, dass meine Mutter das überhaupt nicht zu interessieren scheint. Sie macht sich ausschließlich Sorgen um meine Gesundheit, hat Angst wegen des »Tumors«, den der Professor als Möglichkeit erwähnt hat. Dass mein Leben gerade seine Perspektive, seinen Sinn zu verlieren droht, versteht sie nicht. Das nehme ich ihr übel, auch wenn ich das nicht offen ausspreche.

Am Dienstag werde ich im »Goldenen Kreuz« aufgenommen. Nach der Anmeldung werde ich zur Blutabnahme und danach als Vorbereitung auf die Biopsie zur Computertomographie geschickt. Bevor ich in die enge Röhre geschoben werde, wo man mich von allen Seiten durchleuchten wird, bekomme ich ein Kontrastmittel gespritzt. Eine Schwester erklärt mir ausführlich, was das ist und was es bringt. Da es nichts anderes zu tun gibt, höre ich zu, obwohl mich der ganze Vorgang anwidert und überhaupt nicht interessiert.

Mit Hilfe des Kontrastmittels kann man später auf den Röntgenbildern die Strukturen meines Körpers besser erkennen und so etwas über den Ausbreitungsgrad meiner Krankheit erfahren, erläutert sie. Dafür, dass sie von »meiner Krankheit« spricht, würde ich am liebsten auf sie einschlagen. Aber natürlich beherrsche ich mich. Sie spritzt mir routiniert das Kontrastmittel. Die Flüssigkeit läuft heiß durch meine Venen. Sie hinterlässt einen metallischen Geschmack auf meiner Zunge, den ich nicht kenne. Angst breitet sich gemeinsam mit der fremden Substanz in meinem ganzen Körper aus. Ich befehle mir innerlich, mich zusammenzureißen.

»Du kannst dich entspannen«, rät die Schwester, die offenbar die Schweißtropfen auf meiner Stirn bemerkt hat, »die Untersuchung ist ungefährlich und dauert nur ein paar Minuten.«

Ich werde in die enge Röhre geschoben. Sie umschließt mich, nimmt mir die Luft zum Atmen. Ich fühle mich alles andere als entspannt.

»Bitte jetzt nicht mehr bewegen«, sagt die Schwester, und

ich erstarre, denke an einen metallenen Sarg, erinnere mich an Gruselgeschichten von lebendig begrabenen Toten. Der Schweiß läuft meine Schläfen hinunter. Ich zähle still die Sekunden, die mir wie Minuten erscheinen. Was, wenn man mich hier drinnen vergisst und ich von alleine nicht mehr heraus kann? Mir fallen Szenen aus James Bond-Filmen ein, in denen scheinbar harmlose medizinische Untersuchungen zu tödlichen Fallen werden. Parallel dazu merke ich, wie ich in Panik gerate. Ich würde am liebsten laut um Hilfe schreien.

Aber dann, so wird mir klar, müsste man mit der Untersuchung noch einmal von vorne beginnen. Alles, nur das nicht, denke ich. Unter Anspannung all meiner Muskel gelingt es mir, die Panik zu unterdrücken. In was für einen verdammten Albtraum bin ich hier geraten?, schießt es mir durch den Kopf.

Am frühen Nachmittag werde ich auf einem Rollbett in den Operationssaal geschoben. Eine Schwester redet mit leiser Stimme auf mich ein, sieht mich an und lächelt. So sehr ich eigentlich beschlossen habe, mich gegen alles hier abzukapseln, bin ich doch spontan froh, ihr freundliches Gesicht zu sehen. Die Angst hat sich seit der Computertomographie weiter ausgebreitet, sitzt in meinem Magen, der Brust, und verschnürt meine Kehle wie ein Band. Die Anästhesistin nimmt meine Hand. Sie erklärt mir, sie wisse aus Berufserfahrung, dass nichts so tröstlich sei, wie die Berührung durch einen anderen Menschen. Na, sie muss es ja wissen. Sanft drückt sie meine Finger. Obwohl ich das unangenehm sentimental und kindisch finde, fühle ich mich tatsächlich ein wenig besser.

Alles wird gut, sage ich mir. Ich habe auf keinen Fall einen Tumor. Ich, der ich immer gesund gewesen bin. Bestimmt sind es Polypen, die den Druck in meinem Kopf und den lästigen Schnupfen verursachen.

Der Professor beugt sich über mich, und als ich sein konzentriertes Gesicht sehe, ist die Angst wieder da, trifft hart wie ein Vollrist-Schuss gegen meine Brust, und ich weiß plötzlich, dass ich nicht mehr zu retten bin.

6

Ich wache auf und fühle mich wie zerschlagen. Trotzdem bin ich für einen Moment froh, es jetzt hinter mir zu haben. Aber als ich in das kreidebleiche Gesicht meiner Mutter blicke, wird mir sofort wieder klar, dass das nicht das Ende der Geschichte ist. Ich kenne sie zu gut, um nicht automatisch hinter die Fassade von Festigkeit zu blicken, die sie errichtet hat, um mich nicht zu beunruhigen.

Als der Professor mein Zimmer betritt, wird die Stimmung nicht gerade ausgelassener. Es ist beinahe, als wäre ich bereits tot, so bleiern lastet jeder stille Moment auf allen Dingen im Raum. An der Art, wie der Arzt und meine Mutter einander zunicken, erkenne ich, dass sie bereits miteinander gesprochen haben, bevor ich wach geworden bin. Vermutlich haben sie sich darauf verständigt, mir nicht alles, was die Operation zutage befördert hat, ungeschminkt mitzuteilen. Das kann nicht gut sein, denke ich. Andererseits will ich eigentlich auch gar nichts darüber wissen, über den »Verlauf des Eingriffs«, meinen »Zustand«, meine »Prognose«, und wie all die anderen widerwärtigen medizinischen Ausdrücke heißen, die für mich zu alten, sterbenden Omas passen, aber sicher nicht zu mir.

Allerdings fühle ich mich schwach und ausgeliefert. Am liebsten würde ich den Arzt und meine Mutter anschreien, aufspringen und diesen widerlichen Ort verlassen. Aber ich bin körperlich nicht in der Lage dazu. Deshalb beschließe ich, mich auf passiven Widerstand zurückzuziehen. Ich wende mich ab, lasse die Müdigkeit, die ich in mir spüre, die Oberhand über meinen Zorn gewinnen, und drifte in einen Dämmerschlaf ab.

Im Einschlafen überlege ich noch, wann ich wohl wieder zum Training zurückkehren kann. Ich grüble, was ich tun könnte, damit meine Mutter und die Ärzte es mir erlauben. Auch wenn ich innerlich weiß, dass sie es gut mir meinen, sind sie zu meinen Gegnern geworden, die ich überwinden muss, um wieder das Leben führen zu können, das ich will. Ich blinzle noch einmal und präge mir das mich abstoßende Interieur des Krankenhauses, seinen Geruch und seine widerwärtig milden, beruhigenden Farben ein. Wenn ich keine Spieler auf dem Platz bekämpfen kann, dann werde ich eben das hier bekämpfen, denke ich trotzig. Dann ist eben das Krankenhaus mein Gegner.

Als ich nach dem kurzen Erholungsschlaf erwache, ist es Abend. Meine Mutter hat bereits unsere Sachen gepackt. Da es nur ein geringfügiger Eingriff war, darf ich das Krankenhaus noch an diesem Tag wieder verlassen. Das scheint mir ein gutes Zeichen zu sein. Meine Stimmung hellt sich ein wenig auf, während ich das Spitalshemd gegen Jeans und Pullover tausche.

Auf der Heimfahrt kauft meine Mutter an einer Tankstelle ein Feuerzeug und eine Packung Zigaretten. Sie öffnet die Packung mit fahrigen Bewegungen. Die Zigaretten rutschen heraus, fallen zu Boden. Meine Mutter greift nach einer, steckt sie in den Mund und zündet sie an, als wäre sie ein lebensnotwendiges Medikament. Sie hat das Rauchen vor eineinhalb Jahren aufgegeben, wie ich mich sehr genau erinnere. Erst jetzt fällt mir auf, dass meine Mutter krank und gealtert aussieht. Die feinen Fältchen und Linien scheinen sich mit einem Mal tief in ihr Gesicht gegraben zu haben. Ihre Augen sind gerötet, die Tränensäcke geschwollen.

Die Zigarette inhaliert sie in wenigen, intensiven Zügen. Dann schiebt sie mich zurück zum Auto, steigt ein und startet wortlos den Motor.

7

Am nächsten Tag muss ich zu einer Magnetresonanz-Untersuchung in die Landeshauptstadt St. Pölten. Wie genau meine Mutter es geschafft hat, so schnell den nächsten Untersuchungstermin zu bekommen, ist mir schleierhaft. In jedem Fall ist sie dafür den ganzen Abend am Telefon gehangen. Ich überstehe die Prozedur mit meiner schon im Goldenen Kreuz erprobten Methode des passiven Widerstandes. Meine Mutter scheint das nicht zu stören, solange ich alles mit mir machen lasse, was sie und die Ärzte von mir verlangen.

Danach ist erst einmal Ruhe. Das Nikolaus-Fest steht vor der Tür. Traditionell feiern wir es bei meinen Großeltern, und diese Feier scheint mir der ideale Ort zu sein, um in die Normalität zurückzukehren und den Spitals-Albtraum hinter mir zu lassen.

Es ist früher Nachmittag und noch hell draußen. Als wir Kinder jünger waren, hat sich mein Stiefvater an diesem Tag manches Mal als Nikolaus verkleidet und uns die Jutesäckchen, die mit Mandarinen, Äpfeln, Nüssen, Schokoladekrampussen und Vanillekeksen von Oma gefüllt waren, gegen Vortrag eines kurzen Gedichts überreicht. Schon als ich vier Jahre alt war, habe ich ihn beim Betreten des Hauses an seinen Schuhen erkannt.

Wir sitzen um den großen Esstisch, meine Brüder reden und lachen. Mein Opa spricht über die Fußballsaison, über die Leistungen seiner Lieblingsmannschaft Rapid, beklagt Spritpreise, das immer teurer werdende Service seines Autos und amüsiert sich über meine Geschichten aus dem Internat. Über meine Gesundheit spricht hier niemand, und darüber bin ich heilfroh.

Da mein Opa mich oft zur Schule fährt und ebenso oft zu den Matches begleitet, kennt er die meisten meiner Klassenkollegen und fragt mich gerne über ihre neuesten Streiche und Späße aus. Wenn ich ihm davon erzähle, verändert sich sein Gesichtsausdruck. Er wird weicher und milder und sein spitzbübisches Lachen erinnert mich dann an das eines kleinen Jungen. Die Großmutter will wissen, ob es schon einen Termin für die Weihnachtsfeier im Fußballverein gibt, fragt, ab wann ich und meine Brüder trainingsfrei haben, was die Schule macht und ob im Heim ordentlich gekocht wird. Ich sage, dass das Essen in unserer Kantine nicht annähernd so gut schmeckt wie das ihre, und sie lächelt zufrieden. Mein Stiefvater setzt sich neben meinen Opa, spricht mit ihm über den österreichischen Fußball. Sie diskutieren, ob Rapid es schaffen wird, dieses Jahr den Meistertitel zu holen, sind sich einig, dass das Nationalteam nicht mehr so gut ist und seine Spieler nicht mehr so ehrgeizig sind wie früher.

»Die Burschen sind alle zu verwöhnt. Es spielt ja keiner mehr in seiner Freizeit im Park«, sagt mein Opa und schüttelt den Kopf. Mein Stiefvater nickt und holt Naschereien aus der Küche. Wie immer hat meine Mutter sie schon zwei Wochen zuvor für uns besorgt. Aber sie ist diesmal nicht wie sonst bei unserer Feier dabei. Sie trifft sich in Wien mit einem gewissen Professor Helmut Gadner. Natürlich weiß ich, dass es dabei um mich geht.

In den vergangenen zwei Tagen hat meine Mutter ihre manische Telefonaktivität noch gesteigert. Sie hat pausenlos mit Medizinern telefoniert, Meinungen eingeholt und das weitere Vorgehen geplant. Ich selbst war damit beschäftigt, die Erinnerungen an die Operation und die Untersuchungen im Krankenhaus zu verdrängen. Ich habe mich entschieden, über die möglichen Konsequenzen einfach nicht nachzudenken. Ich möchte Profisportler sein, und Profisportler sind nicht ernstlich krank.

Meine Brüder streiten gerade darüber, ob Ronaldo oder Figo der bessere Fußballer ist, als meine Mutter auf einmal im Zimmer steht. Niemand von uns hat sie das Haus betreten gehört, keiner damit gerechnet, dass sie so schnell wieder aus Wien zurück sein würde.

Sie sieht mich an. Ihr Blick ist so konzentriert, dass ich das Gefühl bekomme, es seien nur wir beide im Raum.

»Pack deine Tasche, Nino!«, sagt sie, »wir müssen ins Spital.«

Ihre Stimme klingt einen Halbton tiefer als gewöhnlich.

»Jetzt!? Sofort!?«, stottere ich. Ich kann nicht glauben, dass sie mich aus der gemütlichen Atmosphäre reißen will. Sie nickt, und ihr Gesicht hat die Farbe von kalkigem Stein.

Ich achte nicht darauf, wie meine Großeltern, meine Brüder und mein Stiefvater reagieren. Ich spüre bloß, wie ein Wall der Abwehr in mir wächst. Ich steige bloß wegen der Blässe meiner Mutter in den Wagen, wegen ihrer versteinerten Körperhaltung und ihrer veränderten Stimmlage. All das gibt mir ein Gefühl, als hätten mich zwei schrankbreite Türsteher untergehakt, um mich wer weiß wohin zu befördern. Widerstand zwecklos.

Die gesamte Fahrt über sprechen wir kein Wort miteinander. Es ist diese Ruhe vor dem Sturm, die mir mehr Angst macht als alles andere. Denn während der Autofahrten der vergangenen Tage habe zwar ich meine Mutter angeschwiegen, um meinen Widerwillen zum Ausdruck zu bringen. Aber sie hat sich, wie sie es immer tut, trotzdem bemüht, wenigstens ein bisschen Konversation zu betreiben, auch wenn sie dabei in mir ein denkbar ungeeignetes Gegenüber hatte.

Diesmal geht das Schweigen von ihr aus, und es ist so drückend, dass ich es nicht wage, es zu brechen. Dabei ist mir die Stille plötzlich so unangenehm, dass ich meiner Mutter dankbar wäre, wenn wir irgendein belangloses Gespräch führen würden. Aber es geht nicht, und das macht mir den Ernst der Lage auf die schrecklichste Weise bewusst.

Das St. Anna Kinderspital liegt ganz in der Nähe vom Goldenen Kreuz, wo vor drei Tagen der Eingriff vorgenommen wurde. Als ich aus dem Wagen steige, will ich deshalb in die andere Richtung gehen. Meine Mutter hält mich zurück. Sie deutet stumm auf den richtigen Eingang. Ich lese den Namen des Spitals dreimal. Werbebilder von Spendenkampangen poppen in meinem Kopf auf. Ich sehe Kinder mit durchscheinender Haut. Bläulich schimmernde Adergeflechte. Die Kinder haben keine Haare. Nicht einmal einen Flaum, weder Brauen noch Wimpern. Durch die fehlende Begrenzung wirken ihre Augen riesig. Mein Magen dreht sich um, sodass ich fast die paar Weihnachtskekse wieder loswerde, die ich bei meinen Großeltern essen konnte, bevor meine Mutter mich gekidnappt hat.

»Was machen wir hier?«, schreie ich. Meine Mutter greift nach meiner Hand, hält sie fest, als wollte sie einen möglichen Fluchtversuch unterbinden.

»Du musst ein paar Tage mit Cortison behandelt werden. Währenddessen werden weitere Untersuchungen durchgeführt, damit sie mit Sicherheit sagen können, woran du leidest.«

»... leidest.« Ich will das Wort nicht hören. Seine Buchstaben hämmern in meinen Kopf.

Wir treten durch ein Glastor. Unsere Schritte hallen. Meine Mutter scheint mit jedem Meter zu schrumpfen. Mir fällt ein, dass sie schon einmal hier war. Es liegt Jahre zurück, aber sie hat mir einmal davon erzählt, als wir beide noch nicht ahnen konnten, dass wir dieses Gebäude jemals gemeinsam betreten würden.

Die Cousine meiner Mutter ist in diesem Haus gegen Leukämie behandelt worden. Mit sechzehn Jahren ist sie in einem der Zimmer an der Krankheit gestorben. Als mir das einfällt, und ich zu wissen glaube, dass auch meine Mutter daran denkt, explodiert Hitze in mir wie eine Bombe. Ich habe das Gefühl niederzubrechen, aber meine Beine machen einfach weiter, als würden sie nicht zu mir gehören. Meine Mutter hält meine Hand, als würde sie sie nie mehr loslassen wollen.

Ich erinnere mich, wie meine Mutter mir von dem viel zu kleinen Gesicht ihrer Cousine erzählt hat, das mit dem Fortschreiten der Krankheit immer weiter zu schrumpfen schien, von ihren Oberschenkeln, die so dünn wie die Oberarme gesunder Kinder waren. Damals musste man das St. Anna Kinderspital durch eine Schleuse betreten. Darin wurde man von Kopf bis Fuß mit Desinfektionsmittel besprüht und musste danach Schutzkleidung überziehen, um keine Keime in das Innere des Krankenhauses zu tragen.

Zwar gibt es die Schleuse nicht mehr, aber der Weg durch das Glastor und die Eingangshalle kommt mir trotzdem vor wie ein Gang zum Schafott, und ich weiß, dass es meiner Mutter genauso gehen muss.

Wir stehen in der Eingangshalle. Ich blicke mich um, sehe kleine bunte Sessel. Gelb und rot. An den Wänden hängen Kinderzeichnungen. Es riecht nach Desinfektionsmittel und seltsam bitter. Ich betrachte meine Umgebung, als sähe ich sie durch eine Trennscheibe. Hinter den vordergründig fröhlichen Farben und den lustigen Bildern spüre ich entsetzliche Dunkelheit. Ich frage mich, wie viele Kinder in diesem Haus schon gestorben sind. Meine eigene Welt schrumpft auf dieses Krankenhaus zusammen.

»Muss ich jetzt sterben?«

Der Satz bricht aus mir heraus. In diesem Moment bin ich kein selbstbewusster Jugendlicher mehr, und schon gar kein Profisportler. Sondern ein kleiner Bub. Ein Kind, das Schutz bei seiner Mutter sucht, von der es weiß, dass sie doch immer alles heilen kann. Doch meine Mutter schweigt. Ich sehe, dass sie versucht, ihre Tränen zurückzuhalten. Es gelingt ihr nicht. Wir weinen beide. Weinen hemmungslos in der Eingangshalle stehend, bis eine Schwester kommt und uns zur Seite nimmt.

Günther

Diagnose Nierenkrebs
1976 im Alter von 3 Jahren

Auch Günther hat früher viel geweint. Die Bilder aus seiner frühesten Kindheit sind wie in Tränen gebadet. Er war zu klein, um zu verstehen, was mit ihm geschieht, aber Schmerz und Angst empfand er deshalb nicht weniger.

Heute wünscht sich Günther ein Auffangnetz. Einen Anker für die Zeit nach der Entlassung aus dem Spital. Menschen, die an Krebs erkrankten Kindern und ihren Eltern, den Geschwistern und anderen Betreuungspersonen für die Beantwortung offener Fragen zur Verfügung stehen, die raten und unterstützen können, vielleicht, um auch nur verständnisvoll zuzuhören oder zu trösten.

Inzwischen gibt es in Österreich eine solche Gruppe von Menschen – die Survivors – die als Kinder selbst von der Krankheit betroffen waren, nun gesund sind und sich für die Anliegen und Rechte der kleinen Krebspatienten einsetzen, sie im Spital besuchen, um ihnen Mut zuzusprechen und regelmäßige Treffen veranstalten, an denen diese nach ihrer Entlassung teilnehmen können. Günther gehört schon lange dazu.

Heute gibt es auch die Kinderkrebshilfe, in der ehemalige Patienteneltern die Väter und Mütter akut erkrankter Kinder unterstützen. Damals, als Günther mit drei Jahren an Nierenkrebs im Endstadium gelitten hat, ihm eine Niere entfernt werden musste, er monatelang Chemotherapie erhielt und bestrahlt wurde, schließlich mit einer offenen Operationswunde, die nicht verheilen wollte, aus dem Spital entlassen wird, gab es solche Organisationen noch nicht. Günthers Eltern sind ratlos, wie sie sich weiter verhalten sollen, wie ihr Kind, das schon im Sterben gelegen hat und für das mancher Arzt keine Chance mehr gesehen hat, nun auf die gesündeste Weise zu behandeln ist.

Sie entscheiden sich, ihren Sohn zu schonen, soweit es nur geht. Bis zum Schuleintritt kennt Günther weder Regeln noch Verbote. Er wird unter einen imaginären Glassturz gestellt, behütet und verwöhnt – wer kann es seinen Eltern verdenken? Auch sein Umfeld, die Kindergärtnerinnen und andere Betreuungspersonen, reagieren ähnlich, gibt es doch damals weder im Krankenhaus noch an anderer Stelle gut ausgebildete Mitarbeiter, an die man sich nach der Entlassung mit seinen Fragen, Ängsten und Befürchtungen wenden kann.

Statt ihnen Verständnis entgegenzubringen, rät ein Kassenarzt Günthers Eltern gar dazu, die Situation locker zu nehmen. Schließlich könnten die beiden es ja jederzeit mit einem neuen und gesunden Geschwisterchen für Günthers großen Bruder probieren.

Günther kann sich an die Zeit seiner Erkrankung nur noch schemenhaft erinnern. Einige Ereignisse sind ihm im Gedächtnis geblieben, vor allem aber die unermesslichen Schmerzen. Wie er diese damals hat überleben können, fragt er sich heute, wenn er zur Aufarbeitung seiner Krankheit versucht, sich noch einmal in die damalige Zeit hineinzuversetzen.

Die Erfahrungen, die Günther durch die fehlende Nachsorge gemacht hat, prägen sein Leben. Durch das regellose Aufwachsen und die Überbehütung ist es ihm schwergefallen, sich einzufügen, wo Anpassung gefordert war. So ist er schon in der Volksschule ein Schüler, der sich gegen unliebsame Aufträge sträubt, nicht verstehen will, warum er zurechtgewiesen wird, wenn er doch nur tut, was ihm Spaß bereitet. Später fliegt er wegen seines aufmüpfigen Verhaltens von der Schule.

Er ist ein Querdenker, einer, der den Mund nicht hält, wenn er findet, dass es etwas zu sagen gibt. So arbeitet Günther unermüdlich daran, die Nachsorge von Krebspatienten und deren Angehörigen in Österreich zu verbessern, prangert Missstände an, ist in Kontakt mit Organisationen im Ausland und immer auf der Suche nach Ideen. Er hatte die Idee, das Angebot der Survivors zu erweitern. Ehemalige an Krebs erkrankte Kinder sollen Eltern akut erkrankter im Spital für Gespräche zur Verfügung stehen, denn Günther weiß aufgrund seiner jahrelangen Krankenhausbesuche, dass sich diese solchen Kontakt dringend wünschen.

Obwohl es in Günthers Leben seit seiner Erkrankung im Kleinkindalter viele schwere Zeiten gegeben hat und es beinahe zwanzig Jahre dauern sollte, bis er mit ihrer Aufarbeitung beginnen hat können, möchte er mit niemandem tauschen. Schließlich haben all die schmerzhaften Erfahrungen ihn zu dem Menschen gemacht, der er heute ist, so sagt er.

Krankenhaus bedeutet Schmerz. Wenn Günther sich auch aus der Zeit seiner Krebserkrankung nicht mehr an vieles erinnern kann, so ist dieser Eindruck doch präsent. Unzählige Fingerstiche muss der kleine Bub während des Aufenthalts im Spital und bei Kontrollen über sich ergehen lassen. Wenn diese auch nicht so weh tun wie eine offene Operationswunde, so ist es doch ihre Regelmäßigkeit und die Gewissheit ihrer baldigen Wiederholung, die ihm Angst machen. Wie gestern kommt es Günther vor, wenn er sich daran erinnert, wie die Ärztin ihn darum bittet, ihr seine Hand zu reichen. Sie packt ein Instrument aus, das aussieht wie eine Rasierklinge mit einer Spitze an der Längsseite. Er sieht das Glänzen der Klinge, weiß, was nun gleich folgen wird. Er fühlt den festen Griff der Ärztin an seinem Handgelenk, aus dem er sich nicht mehr entwinden kann, und dann den tiefen Stich in seine Fingerkuppe. Der Schmerz rast seinen Arm hinauf, über die Schulter bis in den Kopf. Blut quillt und die Ärztin lächelt ihn an.

Wenigstens ist es immer dieselbe Frau Doktor, die ihn behandelt. Nach seiner Entlassung muss Günther regelmäßig Spritzen bekommen. Erinnern kann er sich nur, dass sie unangenehm, aber zu überstehen gewesen sind. Einmal jedoch sitzt er auf dem Krankenhausbett, die Tür öffnet sich und eine Fremde betritt den Raum. Wie »seine« Frau Doktor trägt sie einen weißen Arztkittel, ist aber viel jünger und sieht nicht so vertrauensvoll großmütterlich aus. Günther beginnt zu schreien. Als sich die junge Ärztin nähern will, schlägt er um sich und ist vor Angst nicht mehr zu beruhigen. Die Fremde versucht ihm zu erklären, dass »seine« Frau Doktor sich in einer wichtigen Operation befinde, daher jetzt leider nicht bei ihm sein könne, aber Günther schreit weiter. Weder Eltern noch Krankenhauspersonal gelingt es, den Dreijährigen zu beruhigen, und so wartet die Familie schließlich mehrere Stunden im Spital, bis Günthers Ärztin Zeit für ihren kleinen Patienten hat.

Günther erzählt die Geschichte nicht ohne Stolz. Schon damals zeigt sich, dass er ein Kämpfer ist und die Behandlungen nicht einfach über sich ergehen lässt. Für ihn ein wichtiges Verhaltensmuster auf dem Weg zur Genesung.

8

Wir werden zum ärztlichen Direktor des Krankenhauses geführt. Professor Gadner begrüßt uns freundlich. Seine Stimme klingt warm, aber bestimmt. Ich höre ihn reden und nehme die Laute wie durch einen Filter gedämpft wahr. Ich erkenne den sachlichen Tonfall, verstehe die Worte nicht und fühle mich trotzdem sicherer als zuvor. Auch meine Mutter sieht beruhigter aus. Prof. Gadner erklärt lange, bespricht ausführlich, erkundigt sich erneut nach dem bisherigen Krankheitsverlauf. Meine Mutter hat sich die Augen getrocknet, sich in ihrem Sessel aufgerichtet, als könne sie so jeden einzelnen Satz, jedes Wort und jede Silbe besser in sich aufnehmen. Sie sammelt die Informationen wie Teile eines Schutzpanzers für mich, und ich beginne mich langsam besser zu fühlen. Meine Gedanken wandern aus dem Zimmer.

Ich stelle mir den Sportplatz vor, sehe meine Mitschüler dem Ball hinterherjagen und Tore schießen. Ich war glücklich im Internat. Ich habe junge Leute kennengelernt, die wie ich für den Sport leben, fühlte mich selbstständig und frei. Niemand wollte von mir wissen, ob ich schon für die nächste Mathematikschularbeit gelernt habe, oder wie ich plane, mich für den kommenden Geographietest vorzubereiten. Dort gab es auch keine Kranken, keinen Krebs, kein Sterben.

Ich schweife noch etwas weiter ab und fange an, mich an die Mädchen im Internat zu erinnern. Als besondere Mutprobe für die Burschen gilt es dort, vorbei am Erzieher in eines der beiden Mädchenstockwerke zu schleichen und einen Gegenstand aus einem der Zimmer zu entwenden. Mir fällt ein, wie ich einmal dabei erwischt worden bin und am nächsten Tag bei der Direktorin des Internats erscheinen musste. Damals hatte ich fürchterliche Angst. Nicht, weil ich so großen Respekt vor der Direktorin hatte, sondern weil sie mein Fehlverhalten bei nächster Gelegenheit dem sportlichen Leiter melden würde, der es wiederum den Trainern berichten konnte, woraufhin es dann mit Sanktionen belegt wurde.

Ich erinnere mich daran, wie ich im Büro der Direktorin an das blonde Mädchen dachte, in dessen Zimmer ich geschlichen war. Wie kokett und einladend mich das Mädchen angegrinst hatte, als ich ihr Haarband vom Nachttisch genommen und mich wieder hinausgeschlichen hatte, und wie ich im Angesicht der schimpfenden Direktorin das Gefühl hatte, dass dieses Grinsen die Strafe, die ich bekommen würde, durchaus wert gewesen ist.

In diesem Moment, in Professor Gadners Zimmer, neben meiner aufmerksam auf seine Worte lauschenden Mutter, wird mir klar, dass ich aus meiner Welt gekippt bin. Vielleicht werde ich dieses Mädchen, die Direktorin, das ganze Internat, nie mehr wiedersehen. Vielleicht werde ich nie mehr gegen einen Fußball treten. Vielleicht werde ich hier sterben, schon bald.

Wieder drückt es mir Tränen in die Augen, diesmal Tränen des ohnmächtigen Zorns über die Ungerechtigkeit, dass ausgerechnet ich von all den vielen Schülern im Internat nicht das Recht haben soll, weiterzuleben. Warum, zum Teufel? Ich würde es am liebsten herausschreien!

In diesem Moment will Professor Gadner von mir wissen, ob ich noch Fragen an ihn habe, und ich schrecke auf.

»Wie lange werden die Untersuchungen dauern? Kann ich morgen wieder in St. Pölten sein?«, frage ich, ohne daran zu glauben.

Dr. Gadner schüttelt den Kopf mit einer Vehemenz, als wolle er mir verdeutlichen, dass ich den Ernst der Lage verkenne. »Ich fürchte, das ist unmöglich, Nino«, sagt er mit ruhiger Stimme.

Nach dem Gespräch schickt uns Professor Gadner zur Aufnahme auf unsere Station. Wir gehen durch die Gänge des Spitals, die mir mit jedem Schritt enger und dunkler erscheinen, benützen den Aufzug, dessen sich schließende Türen mir das Gefühl geben, gefangen zu sein.

Die Schwester auf der Station begrüßt uns freundlich, fragt, ob ich Schmerzen habe, und ich verneine. Sie bietet uns ein Glas Wasser an, das ich dankbar annehme und in einem Zug leere. Meine Mutter trinkt schluckweise und mechanisch, so als sei sie in Gedanken an einem ganz anderen Ort. Die Schwester verschwindet im Personalzimmer, kehrt mit einem Stapel Blätter und einem Kugelschreiber zurück.

Sie fragt meine Mutter, ob sie mit aufgenommen werden möchte. Meine Mutter nickt. Sie nennt der Schwester unsere Namen, die Adresse, Telefonnummer, Versicherungs- und Geburtsdaten. Nach der Reihe muss sie Fragen über meine Kinderkrankheiten, vorangegangene Operationen und getätigte Impfungen beantworten, noch einmal meinen Gesundheitszustand schildern, wird nach bei mir vorhandenen Allergien und Unverträglichkeiten, regelmäßigen Medikamentengaben, meinen Ess- und Trinkgewohnheiten befragt. Sie soll den Verlauf ihrer Schwangerschaft mit mir und meine Geburt schildern und ich stutze, ärgere mich, frage mich, wozu das nach all den Jahren noch nützlich sein soll.

Ich habe das beklemmende Gefühl, dass nicht nur meine Gegenwart, sondern auch meine ganze Vergangenheit von diesem Spital aufgesogen wird. Bald wird mein Leben, ein Fußballer auf dem Weg zum Profi, nicht mehr wahr sein, denke ich. Bald werden sie mich zu einem Krebskind degradiert haben, das wie alle anderen nur noch das Recht auf Sterben und Mitleid hat. Aber obwohl ich die Fragerei als peinlich und indiskret empfinde, schweige ich, weil ich mich ausgelaugt und erschöpft fühle. Zum Schluss will die Schwester wissen, ob meine Mutter bereit ist, ihre Zustimmung zur Teilnahme an den laufenden Studien zu geben. Sie erklärt, dass die Ergebnisse der Studien Grundlage neuer Forschung seien und somit der Entwicklung von verbesserten Heilmethoden dienen würden. Sie versichert, meine Patientendaten würden dabei vertraulich behandelt werden, und meine Mutter gibt ohne langes Zögern ihr Einverständnis, nickt und unterschreibt wie ein Roboter. Gerne würde ich ihr den Stift aus der Hand nehmen. Was kümmern mich »verbesserte Heilmethoden« für andere, wenn ich hier krepieren muss, denke ich.

9

Mein Name ist Nino Rauch. Ich bin vierzehn Jahre alt und habe einen Tumor über dem Rachen, der zwischen meinen Ohrengängen und Nasengängen liegt und so von oben auf meinen Gaumen und das umliegende Gewebe drückt. Er ist sieben mal drei mal zwei Zentimeter groß und kann aufgrund seines Ausmaßes und seiner Lage nicht operiert werden, wie man mir erklärt hat. Ich wollte einmal Fußballprofi werden, im Nationalteam spielen, aber das spielt jetzt keine Rolle mehr. Außerdem bin ich gemeinsam mit meiner Mutter auf unbestimmte Zeit in einem etwa zehn Quadratmeter großen Krankenhauszimmer mit winzigem, angeschlossenem Bad interniert.

Klingt toll, oder? Wenn jemand tauschen will, Freiwillige vor!

Mit solchen Scherzen versuche ich mich in Gedanken abzulenken, aber das klappt natürlich nicht. Also betrachte ich stattdessen das Interieur unseres Zimmers. Da sind zwei Betten, eines davon zusammenklappbar, ein Tisch und zwei Sessel, ein Schrank und ein Fernseher. Sonst nichts. Meine Mutter wird bei mir bleiben. Tag und Nacht. Ich weiß wirklich nicht, ob ich froh darüber bin. Einerseits habe ich Angst, alleine hier unter all diesen todkranken Menschen zu bleiben.

Andererseits bin ich mitten in der Pubertät. Mein Körper verändert sich gerade. In den vergangenen Monaten bin ich stark gewachsen. Meine Arme und Beine sind lang und sehnig geworden. Ich bin oft müde und leicht reizbar, mit oder ohne Tumor. Wut lässt sich in mir so leicht aufwirbeln wie Staub. Ich will mich nicht mehr nackt vor meiner Mutter zeigen, will meine körperlichen Veränderungen zum Mann so lange wie möglich vor ihr geheim halten, weil sie mir in ihrer Gegenwart peinlich sind.

Die Wände des Zimmers sind gelb, stelle ich fest. Kotzgelb, was sonst.

Am Weg zu unserem Zimmer habe ich weder nach links noch nach rechts geschaut. Für jede geschlossene Tür bin ich dankbar, froh über jeden leeren Raum und über jeden Menschen, der uns den Rücken zukehrt. Ich will nicht hier sein. Ich will niemandem ins Gesicht sehen. Ich gehöre doch gar nicht dazu, ich bin keiner aus diesem Verein der Schwachen und Kranken. Trotz und Zorn wallen von Neuem in mir hoch. Wieso wollen die mich hier festhalten, mich am Erreichen meiner Ziele hindern? Wegen des Drucks in meinem Ohr, wegen des verstopften Nasenloches und der veränderten Stimme?

Das ist doch lächerlich. Wahrscheinlich bin ich gar nicht krank. Ich habe nicht einmal Schmerzen. Haben die Ärzte nicht gesagt, das Gewächs könne gutartig sein? Vielleicht gibt es ja auch gar kein Gewächs, vielleicht ist die Diagnose falsch und alle hier sind einfach Quacksalber und Idioten, überlege ich. Wie schön das wäre. Man soll mich meinen Sport machen lassen: Laufen, Fußball spielen, Rad fahren, Gewichte stemmen, dann fühle ich mich wohl. Ich will nicht hier sitzen, bewegungslos, und diese zerreißende Angst fühlen, mich zum Weinen bringen lassen wie ein kleines Kind.

Schon im nächsten Moment habe ich wieder Angst zu sterben, fühle die mich erschlagende Gewissheit, dass das meine Endstation ist. Es hat also gar keinen Sinn mehr, darüber nachzudenken. Nichts hat mehr Sinn.

Ich lege mich auf das Bett, verschränke die Arme vor der Brust und schweige. Meine Mutter öffnet unsere Taschen. Erst jetzt bemerke ich, dass auch sie ihre Sachen gepackt hat. Sie schlichtet T-Shirts, Hosen, Blusen, Pullover und Unterwäsche in den Schrank, meine Kleidung auf die eine, ihre auf die andere Seite. Die beiden Stapel berühren sich nicht. Sie holt das Waschzeug hervor, bringt es ins Badezimmer. Durch die halb geöffnete Tür sehe ich, wie sie unsere Zahnbürsten nebeneinander in einen Plastikbecher stellt. Orange und blau. Ich hasse den Anblick. Es sieht aus, als wären wir ein Pärchen auf Urlaub, und zwar in einer wirklich letztklassigen Absteige.

Als sie das Auspacken beendet hat, versucht sie ein Gespräch mit mir zu beginnen. Ich antworte ihr nicht und drehe mich zur Seite. Eigentlich erwarte ich, dass sie meine Ablehnung nicht akzeptieren wird. Aber sie verstummt und sieht zu Boden. Einige Sekunden vergehen, ehe ich ihre Reaktion glauben kann. Ein winziges Gefühl der Macht keimt in mir. Meine Mutter hat mich relativ streng erzogen. Immer gab es Regeln, an die ich mich zu halten hatte. Unsere Rangordnung war klar und gerät nun durcheinander. Wenigstens für etwas ist der Mist gut, denke ich.

10

Als ich am nächsten Morgen erwache, fühle ich mich ausgezeichnet. Allerdings nur für etwa fünf Sekunden. Für diese Zeit habe ich meinen ganzen Kummer vergessen und glaube, daheim in meinem Zimmer zu sein.

In diesem Moment stapfen fünf Ärzte in mein Zimmer. Sofort weiß ich wieder, wo ich bin, und spüre einen dicken Kloß der Verzweiflung und des Widerwillens in meinem Hals. Die Ärzte stellen sich nacheinander vor und erklären mir, dass für heute eine ganze Reihe von Untersuchungen geplant ist. Dabei wollen sie feststellen, woran genau ich leide, wie weit fortgeschritten meine Krankheit ist und auf welche Weise sie mir am besten helfen können, sagen sie. Nach einer Blutabnahme sind ein Ultraschall meines Rumpfes und Halses, Röntgenaufnahmen und eine neuerliche Computertomographie meines Oberkörpers und Kopfes geplant, danach eine Ganzkörperknochenszintigraphie, bei der eine spezielle Kamera Aufnahmen meines Skeletts machen wird. Nachdem diese Untersuchungen abgeschlossen sind, werde ich bei einer kurzen Operation eine sogenannte Paukendrainage erhalten, damit ich wieder besser hören kann. Dazu soll ein kleiner Schnitt in mein Trommelfell gemacht werden, durch den die Ärzte das überschüssige Sekret aus dem Mittelohr absaugen wollen. Danach werden sie an dieser Stelle ein kleines Röhrchen einlegen, um im Ohr so wieder eine ausreichende Belüftung herzustellen. Wenn dieser Eingriff vorüber ist, stünde am Abend noch eine Lumbalpunktion auf dem Programm, bei der an vier Stellen Knochenmark und Flüssigkeit, der sogenannte Liquor, entnommen werden sollen.

Da ich von diesem Fachchinesisch ohnehin kaum ein Wort verstehe, lässt meine Aufmerksamkeit während dieser Aufzählung stark nach. Meine Mutter hingegen wird, wie ich beobachte, immer unruhiger, lehnt sich in ihrem Sessel vor und zurück, kreuzt die Arme vor der Brust und streicht sich die Haare aus dem Gesicht. Als die Ärzte geendet haben, steht sie auf. Einerseits ist sie froh, dass ich so schnell wie möglich alle notwendigen Untersuchungen erhalten soll, andererseits macht sie sich Sorgen, da sie an die letzte Operation denkt, bei der ich beinahe verblutet wäre, erklärt sie den Ärzten. Beinahe verblutet? Davon habe ich nichts mitbekommen. Ich höre zum ersten Mal davon. Ich hoffe stark, dass meine Mutter übertreibt.

»Sind das nicht ein bisschen viele Termine für einen Tag?«, will sie wissen.

Die Ärzte schütteln den Kopf, erklären ihr, bei meinem Zustand keine Zeit verlieren zu können und auf diese Weise bestünde immer noch das geringste Risiko für mich. Ich bin froh über diese Antwort, will die Untersuchungen so schnell wie möglich hinter mich bringen und hege wieder die Hoffnung, danach bald als geheilt entlassen zu werden. Meine Mutter drückt ihre Lippen aufeinander, schluckt und schweigt.

Ich werde von einem Behandlungsraum in den nächsten geführt, von einer Krankenschwester nach der anderen begrüßt, von verschiedensten Ärzten abgetastet und inspiziert. Ich muss mich nach links und rechts drehen, setzen, hinlegen und wieder aufstehen, die Hände über den Kopf nehmen, seitlich an den Körper legen, soll stillhalten und mich dann wieder bewegen. Einmal soll ich kräftig ein- und ausatmen, ein andermal den Atem für mehrere Sekunden anhalten. Ich werde in die linke und rechte Armbeuge gestochen, bekomme Kontrastmittel gespritzt, Pflaster und Wattepads verabreicht und muss Bleischürzen anlegen. Bald habe ich das Gefühl, jede Orientierung in dem Gebäude verloren zu haben. Ich weiß nicht mehr, in welchem Stock sich welches Gerät befindet, auf welcher Ebene ich mich gerade bewege, welchem Pfleger und welcher Pflegerin ich schon begegnet bin und welcher Gang zu welchen Zimmern führt. Ich fühle mich wie ein hilfloses Versuchskaninchen, ein zu begutachtender Gegenstand, bringe Gesichter und Stimmen durcheinander, verstehe keine Anweisungen mehr und höre noch schlechter als an den Tagen zuvor. Mir wird zunehmend schwindlig. Schließlich werde ich für den Eingriff zum Einsetzen des Paukenröhrchens vorbereitet.

Meine Mutter drückt meine Hand, bevor ich in den Operationssaal geschoben werde. Ich spüre ihre Angst. Ihre Finger umschließen die meinigen, fühlen sich feucht und verkrampft an. Eine Schwester bittet meine Mutter höflich, aber bestimmt, zur Seite. Sie sagt ihr, dass sie sich keine Sorgen zu machen brauche, da es sich bei der Paukendrainage um einen relativ unkomplizierten Routineeingriff handle. Er sei nur dazu gedacht, mir das Leben zu erleichtern, fügt sie freundlich hinzu.

Meine Mutter nickt resigniert und lässt ihre Hand sinken. Ihr Blick ist hilflos, als sie mir nachsieht. Ihre Gestalt wird kleiner, bis sie am Ende des Ganges verschwindet. Als ich sie nicht mehr sehe, steigt die Angst wieder aus meiner Mitte auf, doch bevor sie sich ausbreiten kann, beugen sich die Schwester, der Operateur und die Anästhesistin über mich. Jemand bittet mich, langsam von zehn an rückwärts zu zählen. Na, wenn es sonst nichts ist, das bekomme ja sogar ich noch hin, denke ich, und beginne zu zählen. Zehn, neun, acht, sieben, sechs, sage ich und meine Stimme wird gegen meinen Willen leiser. Fünf will ich noch rufen. Aber es ist schon dunkel.

Als ich erwache, höre ich meine Mutter sprechen. Sie telefoniert, flüstert dabei und doch verstehe ich jedes Wort. Ich kann die Buchstaben voneinander unterscheiden, die harten von den weichen Konsonanten, die Vokale und Umlaute. Ich lausche, höre Stimmen am Gang, Schritte, die sich nähern und wieder entfernen, das Klappern von Geschirr, das Quietschen einer Türangel. Die Welt klingt so, wie ich sie kenne, es aber beinahe schon vergessen habe, so, als wäre ich wieder vollkommen gesund. Langsam setze ich mich im Bett auf und reibe meine Schläfen, um die Benommenheit zu vertreiben. Als ich jemanden vor meinem Zimmer beinahe so deutlich nach der Schwester rufen höre, als stünde er im Raum, muss ich spontan lachen. Meine Mutter, die mir beim Telefonieren den Rücken zugewandt hat, dreht sich überrascht herum. Sie sieht mein glückliches Gesicht, verstummt, nimmt den Hörer vom Ohr und legt das Telefon auf den Tisch. Sie kommt zu mir, setzt sich auf meine Bettkante und betrachtet mich, als wäre ein Wunder geschehen. Ihre Augen glänzen und ihre Gesichtshaut sieht wieder gesund aus.

»Hallo, hallo …? Bist du noch da?«, klingt es aus dem Lautsprecher des Telefons. Wir blicken zum Tisch, betrachten das Handy, sehen einander an und lachen. Lachen, als hätten wir niemals lustigere Sätze gehört.

Meine Mutter nimmt meine Hand und streichelt sie. Ich lasse es geschehen, bin versöhnt und glücklich. Wenn das hier so einfach geht, wenn die Ärzte mir so schnell helfen können, dann befinde ich mich wohl doch am richtigen Ort, denke ich.

»Ruh dich noch ein bisschen aus«, rät meine Mutter, und ich lasse mich zurücksinken. Ich fühle das Kissen und die Matratze weich und einladend unter mir. Ich schließe die Augen, spüre eine angenehme Müdigkeit und falle so erleichtert wie schon lange nicht mehr in den Schlaf.

11

Ich erwache erst, als mich jemand sanft am Arm berührt. Eine Schwester schaut auf mich herunter, lächelt und nickt. Meine Mutter steht neben ihr.

»Die Lumbalpunktion ist an der Reihe«, erinnert sie mich und ich blicke mich verwirrt um. Die Vorhänge sind ein wenig zurückgezogen und ich kann erkennen, dass es dunkel vor dem Fenster ist.

»Jetzt noch?«, will ich wissen und die Schwester bestätigt es.

»Na gut«, seufze ich, denke an das regenerative Auslaufen nach dem Sport und daran, dass dieser letzte Abschnitt des Trainings manchmal mühsam erscheint, aber dennoch notwendig ist.

Auf dem Weg zum Operationsraum beschreibt die Schwester den Eingriff, bei dem mit Hilfe einer Hohlnadel Flüssigkeit und Zellen aus dem Rückenmarkkanal entnommen werden, die für das Erkennen des Ausbreitungsgrades meiner Krankheit notwendig seien. Sie sagt, dass man die Entnahme je nach Wunsch mit oder ohne Narkose durchführen könne und sich daher viele Patienten für den zweiten Weg entscheiden würden. Noch immer verstehe ich jedes Wort deutlich und klar und fühle mich wohl wie schon lange nicht mehr. Mein alter Ehrgeiz erwacht. Natürlich werde ich den kurzen Eingriff ohne Narkose über mich ergehen lassen, schließlich bin ich mutig und zäh. Ich sage der Schwester, dass ich es als angehender Profisportler gewöhnt sei, die Zähne zusammenzubeißen. Sie schmunzelt, aber ich nehme es ihr nicht übel. Die wird schon sehen, denke ich.

Im Operationsraum angekommen, begrüßt mich die Ärztin, bittet mich darum, mich auf der Liege aufzusetzen und nach vorne zu beugen.

»Toll, dass du so ausgeprägte Muskeln hast«, lobt sie und ich spanne stolz meine Armmuskulatur, als sie hinzufügt: »Aber wenn es ein bisschen weniger wären, wärst du bestimmt noch dehnbarer.«

Die haben hier wohl immer etwas zu nörgeln, denke ich. Dabei sollten sie lieber froh sein, dass sie einmal einen Luxuskörper wie meinen bekommen, um daran herumschnippeln zu können. Seit mein Gehörsinn wieder einwandfrei funktioniert, bin ich absolut obenauf. Die sollen nur kommen, mit ihren Untersuchungen, denke ich. Erst werde ich, ohne einen Mucks zu machen, alles überstehen, dann packe ich mich zusammen und fahre zum Training. So stelle ich mir das gerade vor.

Hinter mir höre ich die Schwester mit Gegenständen hantieren, erinnere mich an die Blutabnahme, die völlig schmerzlos verlaufen ist und fühle mich wie vor dem Anpfiff zu einem wichtigen Match.

»Das wird jetzt ein bisschen wehtun«, warnt die Ärztin.

Ich lächle und nicke, drücke konzentriert meine Kiefer aufeinander und fühle, wie sie die Nadel ansetzt.

Im nächsten Moment durchzuckt mich brüllender Schmerz, wie ich ihn noch nie empfunden habe. Instinktiv will ich aufspringen, muss mich aber mit aller Gewalt zurückhalten, weil ich tief in mir das kalte Metall spüre, das mir durch die plötzliche Bewegung noch schlimmere Verletzungen zufügen würde. Ich balle meine Hände zu Fäusten, drücke die Nägel in meine Ballen, sodass diese zu brennen beginnen, versuche, den Schmerz auf eine andere Stelle meines Körpers umzulenken, ihn zu verteilen, seine Konzentration zu mindern, wie ich es beim Sport gelernt habe. Aber es gelingt mir nicht. Gegen meinen Willen fühle ich Tränen in meine Augen steigen. Die Nadel, die in meinem Inneren wühlt, dort an mir zerrt und reißt, muss einen halben Meter lang sein und einen Durchmesser von mehreren Zentimetern haben. Ich habe das Gefühl, meine Stellung nicht mehr halten zu können und glaube, dass die Fasern meiner Rückenmuskeln gleich reißen werden. Es ist, als hätte mich jemand gezwungen, auf eine heiße Herdplatte zu greifen und meine Hand trotz des bereits versengten Fleisches noch fester draufzudrücken.

»Ist gleich vorbei«, sagt die Ärztin tröstend.

»Jetzt schon?«, flüstere ich. Niemand soll merken, dass mir dieser Schmerz zu viel ist. Endlich zieht sie die Nadel aus meinem Rücken. Ich stöhne und setze mich auf. Das Loch zwischen meinen Wirbeln fühlt sich zentimetergroß an, so, als hätte die Ärztin dort mit einem Löffel geschabt und die tiefe Wunde offen zurückgelassen. Ich habe Angst mich zu erheben, weil ich sicher bin, dass meine Körperflüssigkeiten, mein Blut und meine Energie daraus abfließen, sich auf den Boden ergießen und sich dort als großer Fleck verteilen werden.

Die Ärztin klebt ein Pflaster auf meinen Rücken. Ich will sagen, dass dieser dünne Stoff den Wundkrater unmöglich verschließen kann.

»Das war es für heute«, lächelt die Ärztin entspannt, als wäre nichts passiert. Ich höre die letzten beiden Worte wie ein Echo in meinem Kopf immer wieder. Meine Zuversicht ist verfolgen. Ich weiß, dass diese Worte der Startschuss zu einer furchtbaren Zeit sind.

Ramona

Ramona kommt nicht. Ich sitze zum verabredeten Zeitpunkt im Gastgarten eines Wiener Kaffeehauses im Stadtzentrum und warte. Der Kellner tritt an meinen Tisch und möchte die Bestellung aufnehmen, für die ich mich schon lange entschieden habe, nur meine Gesprächspartnerin erscheint nicht. Ihre Kontaktdaten habe ich von einer Organisation ehemaliger Krebspatienten erhalten, weil sie sich auf meinen Aufruf zur Interviewbereitschaft über die Erfahrungen mit der Krankheit im Kindesalter gemeldet hatte. Ich kenne ihren Namen und ihre Telefonnummer. Mehr nicht. Vor zwei Wochen haben wir schließlich zum ersten Mal miteinander telefoniert, das heutige Treffen vereinbart. Ramonas Stimme klang noch immer jung, gut gelaunt und sie wirkte sehr an dem Interview interessiert. Später haben wir unser Treffen noch per SMS bestätigt.

Nun sitze ich hier, der Zeiger meiner Uhr hat die vereinbarte Stunde längst überschritten, und beobachte die Passantinnen. Manche von ihnen bleiben zögerlich stehen, als überlegten sie, das Kaffeehaus zu betreten. Jede von ihnen könnte Ramona sein. Ich ertappe mich dabei, wie ich diese Frauen in Gruppen einteile: wäre möglich, dass sie es ist – ist eher unwahrscheinlich – auf gar keinen Fall.

Dabei überlege ich, wie ich auf diese Einteilung komme und gelange zu dem Schluss, dass ich durch das Telefonat und das Wissen um ihre frühe Krebserkrankung bereits eine bestimmte Vorstellung von meiner Gesprächspartnerin habe. Leider ist sie nicht unter den Passantinnen. Ich erhebe mich also von meinem Platz und drehe eine Runde im Kaffeehaus, spreche alle Damen an, die alleine an ihren Tischen sitzen und erhalte die Bestätigung meiner Vermutung.

Ramona ist nicht unter ihnen. Zehn Minuten sind vergangen und ich greife zum Telefon, rufe meine Interviewpartnerin an, doch sie hebt nicht ab. Viermal werde ich es in der nächsten halben Stunde noch versuchen, ihr fünf Kurzmitteilungen schreiben, doch weder nimmt sie meinen Anruf entgegen, noch erhalte ich eine schriftliche Antwort.

Dann kommen unweigerlich die negativen Gedanken. Was kann mit ihr passiert sein? So freundlich und entgegenkommend wie sie bei unserem ersten Gespräch geklungen hat, hätte sie mir doch zumindest eine Absage erteilt, wenn sie ihre Meinung zu unserem Gespräch geändert hätte. Oder war der Gedanke, die Vergangenheit vor einem Fremden heraufzuholen, sie vielleicht ein weiteres Mal durchleben zu müssen, so kurz vor dem Interviewtermin doch zu schmerzhaft? So schrecklich, dass Ramona ihn von sich schieben musste und sich nicht einmal mehr fähig fühlte, mir eine Absage zu erteilen? Ich denke an meine eigene Krankheitsgeschichte, wie viele Jahre es gedauert hat, bis ich bereit war, mich mit ihr auseinanderzusetzen und kann es mir gut vorstellen.

Es erscheint mir auch möglich, dass Ramona bei einer Kontrolluntersuchung ein schlechtes Ergebnis erhalten hat, ein Rückfall wäre auch möglich. Wieder einmal wird mir die Angst vor einem Rückfall schmerzlich bewusst, die uns Ehemalige nie ganz loslassen wird, gerade weil wir erfahren haben, wie schnell sich das Leben verändern kann, dass von einem Tag auf den anderen nichts mehr so ist, wie zuvor.

Leider habe ich auch später nichts mehr von Ramona gehört. Bis heute weiß ich nicht, warum sie nicht zu unserem Treffen erschienen ist.

12

Am nächsten Morgen steht es fest. Es gibt es eine offizielle Diagnose, die ich auf dem Befund, den man meiner Mutter und mir übergeben hat, lesen kann. In mir wächst ein bösartiger Tumor, eine besonders aggressive Form, die zu den am schnellsten wachsenden überhaupt gehört, das sogenannte Burkitt-Lymphom. Dabei handelt es sich um eine Erkrankung des lymphatischen Systems, das im Körper für den Transport großer Stoffe wie mancher Eiweiße und Fette zuständig ist und eine wichtige Rolle bei der Immunabwehr spielt. Seine Zellen sind für die Bekämpfung von körperfremden Stoffen und Krankheitserregern verantwortlich.

Vermutlich durch mehrere aufeinanderfolgende Mutationen der Erbanlagen, deren Ursachen nicht bekannt sind, hat sich eine von ihnen verändert. Sie teilt sich nun ungehemmt, vermehrt sich, ohne dass ihre Tochterzellen jemals eines natürlichen Todes sterben. Sie werden immer mehr, ballen sich zu einem Haufen, haben daher diese Wucherung, den Tumor, gebildet, dessen Zellen nicht mehr gut aneinander haften, sich durch die Transportwege des Systems in meinem Körper ausbreiten wollen, um Tochtergeschwülste, sogenannte Metastasen, zu bilden.

Ich habe also Lymphdrüsenkrebs. Da meine Ohren wieder frei sind, kann ich das Wort und die Erklärungen der Ärzte, was genau das bedeutet, klar verstehen. Ich hätte allerdings lieber darauf verzichtet. »Krebs« klingt immer noch fern und fremd für mich. Es ist ein Wort, das ich anderen Menschen zuordne. Den haarlosen Kindern, die mich in weite weiße Gewänder gekleidet von Plakatwänden aus betrachten und um Hilfe in Form von Spendengeldern bitten. Alten Menschen, deren Gesichter und Körper müde und voller Falten sind und die in ihren Krankenbetten liegend jeden Tag mehr zu schwinden scheinen. Vielleicht noch entfernten Verwandten, von deren lange zurückliegender Erkrankung, deren Kampf und letztendlichem Sterben ich manchmal gehört, die ich selbst aber nie gekannt habe.

Jetzt will man das Wort mir unterschieben, aber da mache ich nicht mit. Ich wehre mich, werde keiner von ihnen sein. Niemals, denke ich. Eher lasse ich euch meine Muskeln spüren, wenn ihr mir blöd kommt.

Ich habe einen Behandlungsplan bekommen. Meine Mutter kennt ihn bereits auswendig. Schritt für Schritt und Wort für Wort. Ich soll vier Blöcke Chemotherapie erhalten. Jeder von ihnen wird fünf Tage dauern, hundertzwanzig Stunden, ohne Unterbrechung. Fünf Tage klingen wenig, aber man hat mich gewarnt. Diese Art der Behandlung wird typischerweise bei einem Burkitt-Lymphom angewendet. Kurze Chemosequenzen, dafür äußerst intensiv und mit hohen Medikamentendosen. Dazwischen liegen jeweils zwei Wochen Pause, in denen sich mein Körper von der Giftigkeit der Wirkstoffe erholen muss und die ich im besten Fall zu Hause verbringen darf. Natürlich nur, wenn alles gut verläuft und keine Komplikationen auftreten. Eine Überdosierung mit Krebsmedikamenten kann genau wie ihre zu geringe Gabe tödlich enden. Während der Chemotherapie werde ich Blutabnahmen, ständige Urinkontrollen, Röntgenaufnahmen, Computertomographien und Knochenmarkpunktionen über mich ergehen lassen müssen. Anhand der Ergebnisse dieser Untersuchung können Rückschlüsse über den Ausbreitungsgrad und die Entwicklung des Krebses gezogen werden. Sollte der Tumor schrumpfen, kann er vielleicht operiert werden. Bei seiner momentanen Größe und meiner starken Blutungsneigung ist die Gefahr, dass ich bei dem Eingriff verblute, zu groß.

Ich betrachte das Blatt Papier, auf dem die Schritte der Behandlung beschrieben sind, und weiß nichts mit den vielen unbekannten Begriffen, mit den Zeichen und Tabellen anzufangen. Es ist, als würde ich Informationen über einen fremden Menschen erhalten. Unverständliche Informationen. Geschrieben in einer mir nicht geläufigen Sprache. Was ich allerdings verstehe, ist die geplante Dauer der einzelnen Behandlungsschritte, und ich beginne zu rechnen.

»Ich bin am sechzehnten Februar wieder draußen. Rechtzeitig zu Beginn der Frühjahrssaison«, sage ich mit fester Stimme.

Meine Mutter nimmt die Hände vors Gesicht. Ich habe mitgehört, wie ein Arzt versucht hat, sie zu beruhigen. Krebs sei heute heilbar, hat er ihr gesagt, besonders bei Kindern. Sie solle nur das Beste annehmen.

Sie kauft sich jedes Buch von Dr. Joseph Murphy, dem »Vater des positiven Denkens«, das sie bekommen kann, und spricht mehrmals am Tag Gebete für mich, wobei ich sie manchmal belausche. Die Gebete richten sich nicht an Gott. Sie richten sich an die Zellen in meinem Körper, an meine Lymphe, das Blut, an ihre Kraft zur Selbstheilung und Gesundung. Als sie meine Entschlossenheit hört, die Klinik im Frühjahr zu verlassen, seufzt sie, reibt sich mit den Fingern die Stirn, lässt sie über ihre Wangen hinuntergleiten und blickt mich an. Sie hat dunkle Ringe unter den Augen, die nun immer gerötet sind, sieht krank und erschöpft aus.

»Nino«, sagt sie, »das ist eine gute Einstellung.« Aber ihre Stimme ist matt und kraftlos und klingt, als könne sie ihrer eigenen Aussage kaum Glauben schenken.

13

Die Vorphase, in der ich Cortisontabletten schlucken muss und regelmäßig untersucht werde, ist beendet. Jetzt soll die eigentliche Chemotherapie beginnen. »Ready to rumble« sozusagen.

Die Ärzte erklären mir, dass ich für die kommenden Tage an eine Infusion angeschlossen werde. Über einen dünnen Schlauch werden nun ständig Medikamente in meine Venen rinnen. Die meisten von ihnen sind Zytostatika, die das unkontrollierte Zellwachstum hemmen sollen. Tumorzellen haben die Eigenschaft, sich besonders schnell zu teilen. In dieser Phase sind sie aber auch besonders verletzlich. Die Zytostatika stören den Stoffwechsel der Krebszellen oder töten sie sogar. Um die Wirkung zu vergrößern, bekomme ich einen Cocktail aus unterschiedlichsten Mitteln verabreicht. Das Tumorgewebe ist meist sehr unterschiedlich aufgebaut und die kombinierte Gabe verschiedener Zytostatika erhöht die Wahrscheinlichkeit ihres Erfolgs. Außerdem wird durch die Mischung die Gefahr der mit der Zeit auftretenden Unempfindlichkeit der Tumorzellen gegenüber den Medikamenten vermindert.

Leider wirken die giftigen Medikamente nicht nur auf die Krebszellen, sondern auch auf alle gesunden Zellen meines Körpers. Auf das Immunsystem, meine Schleimhäute, auf das Knochenmark, Haare, Haut und Nägel. Da das Problem bei Krebs die rasche Vermehrung der bösartigen Zellen ist, wirken die Zytostatika teilungshemmend. Daher stören sie aber auch alle anderen teilungsfähigen Gewebe meines Körpers. Ich bin in einem Alter, in dem mein ganzer Körper auf Wachstum programmiert ist. Jetzt wird dieses Wachstum, für das Zellteilung die Voraussetzung ist, nicht nur blockiert. Mein Körper wird auch noch mit einer Riesenladung Gift zugeschüttet.

Ich denke an »Star Trek« und andere Science-Fiction-Filme, in denen Krankheiten in Sekundenschnelle mit modernster Technologie geheilt werden können. Wenn es solche Behandlungsmethoden jemals wirklich geben wird, überlege ich, dann wird das, was mir jetzt bevorsteht, im Rückblick wie die schlimmste Barbarei aus der Steinzeit wirken. Man wird mich und meinesgleichen dafür bemitleiden, dass unsere Körper einst wie eine Giftmülldeponie behandelt worden sind. Leider lebe ich nicht in der Zukunft. Eine ordentliche Portion Gift ist meine einzige Chance.

Am Morgen kommen ein Arzt und eine Schwester zu meiner Mutter und mir ins Zimmer und klären uns über Unfruchtbarkeit als eine mögliche Nebenwirkung der Chemotherapie auf. Der Doktor steht neben meinem Bett, blickt von oben auf mich herunter und erzählt, dass durch den Einsatz der zellschädigenden Medikamente Hodengewebe zerstört werden könne. Möglicherweise so viel, dass ich später nicht mehr in der Lage sein werde, Kinder zu zeugen. Wie immer lauscht meine Mutter so aufmerksam, als wäre dieser Mann in dem weißen Kittel allwissend. Ich beginne mich zu ärgern. Ich weiß nicht, was dieses Gerede über die Zeugungsunfähigkeit soll, finde es unpassend und seltsam. Ich bin vierzehn Jahre alt, habe mir noch nie Gedanken über eigene Kinder gemacht, und sie sind auch das Letzte, woran ich in meinem momentanen Zustand denken will.

Der Arzt allerdings scheint kein Einfühlungsvermögen zu besitzen, denn er verhält sich weiterhin so, als wäre meine zukünftige Fortpflanzungsfähigkeit mein größtes und wichtigstes Problem.

»Du musst dir aber keine allzu großen Sorgen machen«, sagt er freundlich, »ich bin hier, damit wir deine Spermien für dich einfrieren lassen. Wenn du zu einem späteren Zeitpunkt eine

Familie gründen möchtest und nicht mehr zeugungsfähig bist, kannst du auf die konservierten Samenzellen zugreifen.«

Er hält mir einen Plastikbecher hin und zeigt auf die Toilette. Ich starre ihn an.

»Wir bringen dir auch ein paar nette Heftchen zur Unterstützung«, sagt er, deutet der Schwester und zwinkert mir zu.

Ich kann nicht glauben, was gerade passiert. Ich habe das Gefühl, vor Erniedrigung keine Luft mehr zu bekommen und spüre Hitze in meinem Gesicht. Meine Mutter ist hier, die Schwester, der fremde Arzt, und ich soll in den Nebenraum gehen, zu Pornobildchen onanieren, zum Orgasmus kommen und in einen Becher abspritzen? Während sie alle ein paar Schritte entfernt nur darauf warten, wann ich fertig bin, später vielleicht noch einen Blick in den Becher werfen wollen, um zu kontrollieren, ob ich auch eine ausreichende Menge ejakuliert habe? Sind die alle noch bei Sinnen? Ich setze mich ruckartig im Bett auf.

»Nein!«, sage ich, schreie es fast.

»Aber, Nino ...«, sagt meine Mutter. Ich werfe ihr einen vernichtenden Blick zu. Ich will nichts mehr hören und mir die peinliche Situation nicht noch einmal vorstellen müssen.

Der Arzt und die Schwester versuchen mich weiterhin in ruhigem Ton von den Vorteilen des Einfrierens zu überzeugen. Sie reden von zukünftigen Ehefrauen und Enkelkindern. Menschen, die ich nicht kenne oder die noch nicht einmal existieren. Aber ich höre nicht mehr zu. Meine Entscheidung steht fest. Ich will mein Leben. Kein neues zeugen und auch nicht über zukünftige nachdenken. Unverrichteter Dinge ziehen die beiden Gestalten in Weiß ab. Ich habe gesiegt, meinen Willen durchgesetzt.

Wäre meine Mutter nicht im Raum gewesen, ich hätte ihnen gerne nachgerufen, dass sie doch selber ins Badezimmer wichsen gehen sollen.

14

Ich bekomme eine Infusion. Eine Schwester sticht mir den Zugang. Sie ist jung, sieht kaum älter als ich selbst aus. Sie hat ihre Ausbildung vermutlich noch nicht lange beendet. Ich betrachte ihre Hände und denke, sie könnten ruhiger sein. Tatsächlich hat die Schwester die Vene nicht gut getroffen. Sie lächelt nervös, entschuldigt sich, beugt sich tiefer über meinen Arm, betrachtet ihn konzentriert, klopft darauf herum, drückt und zieht, bittet mich eine Faust zu machen, damit sie beim zweiten Stich erfolgreicher ist. Ich betrachte die Spitze der Nadel, denke an die Knochenmarkpunktion ohne Narkose, das peinliche Gespräch über meine mögliche Unfruchtbarkeit, und spüre Wut in meinem Bauch aufsteigen.

Ich muss hier liegen, in diesem Gefängnis, umgeben von diesen schrecklichen gelben Wänden, Tag und Nacht, einen halben Meter neben meiner Mutter, werde gedemütigt und kontrolliert, von meinem Training abgehalten. Und jetzt schafft es dieses dumme Mädchen nicht einmal, mir einen Zugang zu legen, ohne mir die Hand zu zerstechen? Gerade als ich sie anfahren will, blickt sie auf und lächelt mich an.

»Geschafft«, sagt sie und sieht dabei so erleichtert aus, sodass ich still bleibe.

Langsam rinnen die Medikamente in meinen Körper. Ich kann ihren Fluss durch den dünnen Plastikschlauch beobachten, der mit meinem Inneren in Verbindung steht. Ich traue diesem Eingriff von außen nicht, will nicht, dass sich fremde Substanzen in mein Blut mischen und sich so in mir verteilen, empfinde Abwehr gegen diese unnatürliche Situation. Mein Körper ist ein System, das immer gut funktioniert hat. Ich konnte mich auf seine Stärke, seine Zähigkeit, sein Durchhaltevermögen verlassen, verstand seine Sprache, wusste, was ich essen oder trinken, wann ich mich schonen oder fordern sollte, welche Situationen es zu suchen und welche es zu meiden galt, damit es ihm gut ging.

Bald empfinde ich die Ärzte, die mich behandeln, gegen alle Vernunft als meine größten Feinde. Sie erklären mir zwar, wie wichtig meine Kooperation sei, vielleicht sogar entscheidend für den Heilungserfolg, machen mir Vorschläge, wie ich mich verhalten soll, erläutern mir, was mir gut tun würde und was nicht. Sie glauben, alles zu wissen, meinen Körper und seine Reaktionen besser zu kennen als ich selbst, und sind doch nur Menschen, die irgendwann einmal Medizin studiert haben, denke ich.

Meine Mutter haben sie schon auf ihre Seite gezogen. Sie beantworten all ihre unzähligen Fragen ausführlich und geduldig, sind zu jeder Uhrzeit freundlich und hilfsbereit, geben ihr Ratschläge, nennen ihr lesenswerte Bücher und Magazine zum Thema Krebs und dem Umgang damit. Sie bringen ihr Broschüren, sprechen von psychologischer Unterstützung und Patientenorganisationen und wollen sie mit Eltern anderer krebskranker Kinder zusammenbringen.

Meine Mutter ist dankbar, lobt die zuvorkommende Art der Ärzte, ihre Einfühlsamkeit und Kompetenz. Ihr Ärger richtet sich allein auf den Arzt in unserer Heimatstadt und seine falsche Diagnose. Nie wieder werde sie eine Praxis in der Provinz aufsuchen, sagt sie und schildert den Onkologen ihre Wut und Enttäuschung. Die erklären ihr die nicht immer leichte Deutung der Symptome bei einer Krebserkrankung im Kindesalter, so unterschiedlich und vielfältig könnten sie auftreten. Sie geben ihr lediglich darin Recht, dass gerade deswegen eine genaue Abklärung unspezifischer Symptome immer wichtig sei. Sie sagen kein schlechtes Wort über einen Kollegen. Dieses Verhalten macht sie meiner Mutter nur umso sympathischer.

Ich dagegen lasse mich weder von ihrer Professionalität, noch von ihrer Freundlichkeit einnehmen. Sie haben vielleicht Erfahrung mit krebskranken Kleinkindern, aber sie haben keine Ahnung von mir, wissen nichts von einem Sportlerleben, denke ich. Mein Körper ist die Grundlage meines Erfolges, ich kenne ihn besser als jeder andere, weiß, wo seine Grenzen sind und wie ich ihn am effektivsten fordern kann. Mein ganzes bisheriges Leben lang habe ich mich damit beschäftigt, ihn zu formen und zu trainieren, ihn an seine Grenzen zu treiben, die maximale Leistung aus ihm herauszuholen. Er ist das Werkzeug auf meinem Weg zum Sportprofi. Die Ärzte halten mich zurück, halten mich auf, so empfinde ich es jetzt. Warum sollte ich also mit ihnen kooperieren?

Während ich mich gerade so schön in Selbstmitleid und pubertärem Widerstand gegen jede Autorität suhle, betritt ein weiterer Arzt, den ich noch nicht kenne, mein Zimmer.

»Nino«, sagt er, »das Medikament, das nun gleich in dich hineinrinnen wird, ist so ätzend wie Säure. Wenn du nicht still hältst, kannst du schlimme Verletzungen davontragen.«

Kaum habe ich diese sympathische Schilderung vernommen, schon erstarre ich zur Salzsäule. Es ist eine Sache, sich gegen Autoritäten aufzulehnen, aber eine andere, von Säure zerfressen zu werden, wenn man eine falsche Bewegung macht. Stundenlang wage ich es nicht, mich zu rühren. Schwitzend und sprachlos spanne ich meine Muskeln an und halte diese Stellung trotz der brennenden Übelkeit, die meinen Magen hinauf bis hinter meinen Rachen wandert und dort zu pochen beginnt.

Erst einen halben Tag später erlöst mich eine Schwester, die mich von der Infusion nimmt und dabei meine durch und durch verkrampfte Haltung bemerkt. Als ich ihr erkläre, dass der Arzt mir von der ätzenden Säure erzählt hat, beruhigt sie mich und erklärt, dass er mich nur davor warnen hat wollen, plötzliche, ruckartige Bewegungen zu machen. Sie scheint etwas mehr pädagogisches Geschick mitzubringen als ihr Kollege, der mich mit seiner Schilderung in Todesangst versetzt hat.

Als ich mich bei einer der nächsten Behandlungen weigere, den Ratschlägen der Ärzte und Schwestern zu folgen, und mein gelbes Gefängnis verfluche, sagt ein Arzt zu mir: »Nino, an deiner Stelle wäre ich froh, wenn ich auf dieser Abteilung läge.«

Ich sehe ihn an und spüre Hass. Ich wünsche ihm innerlich, dass er selbst an Krebs erkrankt und alles am eigenen Körper spürt. Wie kann dieser Mensch die Frechheit aufbringen, mir zu sagen, dass ich mich glücklich schätzen soll, hier zu sein? Hier, wo man mich gegen eine schreckliche, vielleicht todbringende Krankheit behandelt, mich quält und gefangen hält. Natürlich weiß ich tief drinnen, dass er mir auf seine Art Mut machen und mich daran erinnern will, dass ich auf dieser Abteilung die besten Chancen habe, meine Krankheit zu überleben. Aber in diesem Moment wünsche ich mir einfach nur übernatürliche Kräfte, die es mir ermöglichen, diesen Arzt mit mir Platz tauschen zu lassen.

Dann würde ich mich zu ihm herunterbeugen, ihn mitleidig und überlegen ansehen, wie er da mit seinem verfallenden Leib in einem Krankenbett liegt, und würde sagen: »Na, und, bist du jetzt froh, auf dieser Station zu sein?«

Ich stelle mir vor, wie der Arzt daraufhin in Tränen ausbricht und wie ich zufrieden im weißen Kittel den Raum verlasse, zwinkernd eine hübsche Krankenschwester grüße und bester Laune zu meinem Mittagessen schwebe.

Die Pubertät ist nun einmal die Zeit der Rebellion gegen Autoritäten. Diese Auflehnung fällt umso stärker aus, je mehr man sich gefangen, in der Entfaltung seiner Persönlichkeit gehindert und nicht ernst genommen fühlt. Wo es geht, versuche ich, den Kontakt mit anderen Patienten so gut wie möglich zu vermeiden, ihnen aus dem Weg zu gehen, sie nicht zu beachten. Ich will nämlich keiner von ihnen sein, mich mit niemandem verbünden oder gar befreunden, denn so gelingt es mir am besten, meinen schlechten Gesundheitszustand vor mir selbst zu verleugnen.

Trotzdem bemerke ich bald, dass ich der Älteste von allen Patienten hier bin. Um mich werden Babys und Kleinkinder behandelt, vielleicht solche, die noch die Volksschule oder die erste Klasse des Gymnasiums oder der Mittelschule besuchen. Aber niemand in meinem Alter.

Dadurch fühle mich zurückgestuft, zum Kind degradiert. Ich kann keine Menschen um mich ertragen, die mich bemitleiden, weil ich nicht als hilflos, krank und schwach, sondern als ernst zu nehmender Sportler gesehen werden will. Ich will niemanden, der mir etwas vorschreibt, mich damit offensichtlich als Kind behandelt. Auch einen Besuch der aus Ärzten bestehenden Komikertruppe »Cliniclowns« lehne ich kategorisch ab. Bei den anderen Kindern sind die Clowns sehr beliebt, hat man mir erklärt, weil sie gute Laune verbreiten und einen auf andere, freundlichere Gedanken bringen würden. Ja, bei den »anderen Kindern«, das mag schon sein. Clowns interessieren mich nicht. Als ich ihr Getröte auf dem Spitalgang und das Gelächter der Kinder höre, verschränke ich nur missmutig die Arme und verbiete meiner Mutter, die Zimmertür zu öffnen.

Einer, der es in Gesprächen mit mir immer sofort schafft, meinen Widerwillen zu besänftigen, ist Professor Gadner. Schon als ich ihn das erste Mal gesehen habe, habe ich an die Figur des Gandalf aus dem Film »Der Herr der Ringe« gedacht. Wie Gandalf wirkt er erfahren und weise, unerschrocken und selbstsicher, fast so, als besäße er übernatürliche Kraft oder eine

Macht, von der ich nichts verstehe. Professor Gadner ist groß gewachsen, hat gütige Augen und weißes Haar, und seine Erscheinung flößt mir sofort Respekt ein. In Gesprächen bleibt er stets sachlich, beschönigt oder verheimlicht nichts. Weder gibt er mir das Gefühl, dass ich ihm leid tue, noch macht er mir unbegründete Hoffnungen oder redet mir ein, dass ich froh sein sollte, hier zu sein.

Trotzdem schafft er es, mir mit seinem ruhigen und bestimmten Auftreten Sicherheit zu geben. Er stellt sich nicht über mich, sondern behandelt mich wie einen gleichwertigen Menschen, statt wie ein unwissendes Kind. So fühle ich mich ernst genommen und vertraue ihm. Sich gegen ihn aufzulehnen scheint mir nicht notwendig, um mich vor ihm zu behaupten. Aber er ist der einzige, bei dem mein Widerstandsreflex unterbleibt.

Schwierigkeiten habe ich dagegen auch bald mit der Kontrolle durch meine Mutter. Gleich am Anfang der Chemotherapie habe ich gehört, wie die Ärzte sie um ihre Mitarbeit gebeten haben. Einerseits ist die Giftigkeit der Zytostatika notwendig, um die Tumorzellen zu bekämpfen, andererseits werden sie auch dem Rest meines Körpers schaden. Sie werden meine Gefäße angreifen, meine Zellen, die Organe, vielleicht bleibende Schäden hinterlassen.

Meine Mutter wird gleich zu Beginn der Behandlung zu ständiger Wachsamkeit aufgefordert, für die nächsten acht bis zwölf Stunden soll sie über jede Rötung meiner Haut, über jede Schwellung, über eine verminderte Infusionsgeschwindigkeit oder jede andersartige Veränderung sofort berichten. Es geht um das gefürchtete Paravasat, die Gewebeschädigung durch einen ungenauen Zugang, um ein mögliches Kreislauf- oder Organversagen, eine allergische Reaktion. Denn Krebspatienten sterben nicht immer nur an der Krankheit selbst.

Kaum beginnt die Behandlung, sieht mich meine Mutter fortwährend an und mustert mich mit einem Blick, den ich in den letzten Tagen schon öfter an ihr bemerkt habe. So, als hinge meine Genesung von ihrer Aufmerksamkeit ab. Als hätte ihr der liebe Gott persönlich aufgetragen, dass ihr nicht die geringste Veränderung meines Verhaltens oder Aussehens entgehen dürfe.

»Schau mich nicht so an, als würdest du dich auskennen. Du bist keine verdammte Ärztin.«, fahre ich sie an und drehe meinen Kopf weg.

In diesem Moment verachte ich alles und jeden, hasse das Spital, die Schwestern und Ärzte, die mich an einen Infusionsständer binden, die anderen Patienten und deren Eltern, von denen ich zu wissen glaube, dass sie mich gegen meinen Willen zu einem Verbündeten machen wollen. Meine Mutter würde ich am liebsten aus dem Zimmer werfen. Wenn ich schon leiden und vielleicht sogar sterben muss, dann will ich das wenigstens als souveräner Mensch, als fast schon Erwachsener tun. Aber das scheint hier kaum jemand zu verstehen.

15

Seit ich durch den Plastikschlauch an den fahrbaren Ständer, an dem der Infusionsbeutel hängt, gebunden bin, sehne ich mich danach, mich loszureißen. Ich stelle mir vor, wie der Zugang aus meinem Körper bricht, wie das Blut quillt und die Medikamente ausschwemmt. Sie laufen über den Boden und verätzen ihn. Ich springe auf, gleite über das sich auflösende Linoleum und entkomme durch das Fenster ins Freie. Es ist mir völlig gleichgültig, dass ich nach meinem Ausbruch in die Tiefe stürze.

Da ich aber weiß, dass sich diese Fantasie nicht verwirklichen lassen wird, versuche ich mich mit anderem abzulenken. Wenn man nichts anderes zu tun hat, als giftiges Zeug durch seine Venen zu spülen und dabei möglichst stillzuhalten, kommen einem die erstaunlichsten Gedanken. Aus lauter Widerwillen und Langeweile beginne ich, für mich selbst völlig überraschend, plötzlich an meinen leiblichen Vater zu denken.

Mein Vater hat unsere Familie verlassen, als ich noch nicht einmal drei Jahre alt war. Er ist gegangen, bevor er einen dauerhaften Platz in meinen Erinnerungen einnehmen konnte. Meine Mutter hat nie viel über ihn gesprochen. Ich weiß nur, dass das Zusammenleben mit ihm schwierig für sie war und ihre Beziehung schließlich nicht mehr funktioniert hat. Später habe ich noch manchmal von ihm gehört. Er hat mir und seinem zweiten Sohn, meinem Bruder, Geburtstagskarten geschickt. Sie kamen nicht jedes Jahr und immer an völlig falschen Tagen an.

In meinem Krankenhausbett liegend erinnere ich mich an das erste Mal, als wir einander nach langen Jahren wieder getroffen haben. Es war in einem Starbucks-Café in der Wiener Mariahilferstraße. Mein Vater hatte den mir unpassend erscheinenden Treffpunkt vorgeschlagen und traf mit einem Familienalbum in der Hand ein. Noch bevor wir viele Worte gewechselt hatten, reichte er mir das Album und ich begann darin zu blättern. Die Bilder erschienen mir fremd und unwirklich. Es waren Babyfotos von mir und meinem Bruder, auf denen wir entweder in der Nähe oder auf den Armen dieses unbekannten Mannes zu sehen waren. Während ich so tat, als würde ich die Bilder aufmerksam betrachten, konnte ich mich in Wahrheit überhaupt nicht auf sie konzentrieren. Ständig schweiften meine Gedanken zu meinem letzten Fußball-Match und dem vorangegangenen Training. Die Fotos schienen mir wie Montagen, unwirklich und gekünstelt. Ich fühlte mich nicht wohl und war mit der Situation überfordert.

Als ich das Album weglegte, begann ich wie aufgezogen zu reden. Ich gab mich viel besser gelaunt, als ich es eigentlich war, lachte und erzählte, übertrieb dabei und gestikulierte ungewöhnlich viel. Wie auswendig gelernt stellte ich eine oberflächliche Frage nach der anderen, ließ meinem Vater kaum Zeit zu antworten oder selbst eine Frage an mich zu richten. Statt ihn zu fragen, wo zum Teufel er sich in den vergangenen Jahren herumgetrieben hatte, verhielt ich mich so, als würden wir einander jede Woche treffen. Ich wollte wohl verhindern, dass ernste Dinge zur Sprache kamen. In den Jahren davor hatte ich mich mit seiner Abwesenheit arrangiert. Ich hatte nicht merklich unter ihr gelitten und wollte nun nicht mit einer schmerzhaften Aufarbeitung unserer Geschichte beginnen.

Als ich eine Sekunde lang innehielt und diesen fremden Mann mit den mir unbekannten Gesichtszügen betrachtete, wurde mir klar, dass zwischen uns niemals eine richtige Vater-Sohn-Beziehung entstehen würde. Es war nicht einmal besonders wahrscheinlich, dass wir einander von nun an einmal pro Monat sehen würden. In Wahrheit war ich anschließend froh, das Treffen mit ihm hinter mich gebracht zu haben. Mein Gefühl sagte mir, dass es ihm ganz ähnlich erging. So verabschiedete ich mich nach einer halben Stunde von dem überfordert dreinblickenden Mann, wünschte ihm einen schönen Tag, und ging so schnell wie möglich davon.

Es hätte mich selbst nicht gewundert, wenn ich den Verlauf dieses Treffens mit meinem Vater, dem kein weiteres folgte, jetzt, schwer krank im Spital liegend, bereut hätte. An der Schwelle zum Tod neigen doch viele Menschen zu Sentimentalität und wollen plötzlich allen vergeben, mit denen sie im Clinch liegen. Ganz egal, ob die Betroffenen es verdienen oder nicht. Doch interessanterweise empfinde ich keinerlei Emotionen dieser Art. Die Erinnerung an das Treffen mit meinem Vater scheint eher deshalb aufgetaucht zu sein, weil mich der seltsame Abstand, den ich damals zu der Situation empfand, an meine gegenwärtige Situation im Spital erinnert.

Genau so wie ich es damals als Zumutung empfunden habe, den aufmerksamen Sohn spielen zu müssen, empfinde ich es jetzt als Frechheit, dass alle von mir erwarten, ich solle den tapferen, kooperativen Kranken spielen. Eine Rolle erscheint mir lächerlicher als die andere.

Vielleicht ist mein leiblicher Vater aber auch deshalb keine Wunde in meiner Erinnerung, weil der Vater in meinem Leben, seit ich denken kann, mein Stiefvater ist. Ihn habe ich als Bub Papa genannt und ihn auch als solchen verstanden. Das Problem mit meinem Papa war allerdings immer schon, dass ich ihm nie gut genug sein konnte. Seine Erfolge hat er beim Fußball gefeiert. Die Jagd nach dem Ball, der Wettkampf auf dem Spielfeld, die Zurufe von der Tribüne waren sein Glück. Wenn er mit glänzenden Augen und ausladender Gestik erzählte, dann vom Fußball. Für ihn war es logisch, dass seine beiden Stiefsöhne und auch sein leiblicher Sohn, den er mit meiner Mutter im Jahr ihrer Hochzeit bekam, Fußball spielen sollten, wie er es in seiner Jugend getan hatte.

Während meine Mutter neben mir in eines ihrer Bücher über positives Denken vertieft ist, lasse ich unsere familiäre Vergangenheit Revue passieren.

Da ich der älteste der drei Brüder bin, begann ich als Erster bei einem Fußballverein zu trainieren. Zuerst hatte ich einfach nur Spaß am Fußballspielen, war glücklich, mit meinen Freunden über das Spielfeld toben, stundenlang springen und laufen zu dürfen. Aber schon bald habe ich begonnen, mich anzustrengen. Früher als die meisten meiner Freunde habe ich gelernt, an meine Grenzen zu gehen. Ich wollte gut sein. So gut, dass mich mein Vater lobte, stolz auf mich war. Ich stellte mir vor, wie er nach einem gewonnenen Match die Arme ausbreitete, mich nahm und in die Höhe hob, »Bravo!« oder »Gut gemacht!« rief, wie ich es bei anderen Vätern und Söhnen gesehen hatte. Ich träumte davon, dass er mit erhobenem Kopf und herausgedrückter Brust mit mir an seiner Hand durch die Straßen von Stockerau oder Spillern spazierte und jedem, der es hören wollte, von den hervorragenden Leistungen seines Sohnes erzählte. Ich glaubte, dass er am Abend nach einem spannenden Match meiner Mutter voll Anerkennung darüber berichten würde.

Aber nichts davon geschah. Während die anderen Papas ihren Buben auf die Schulter klopften, mit ihnen einschlugen, lachten, oder sie voll Stolz umarmten, zog er die Brauen zusammen.

»In dieser Situation hättest du anders reagieren müssen.« »Da wäre ein Tor mehr drinnen gewesen, wenn du nicht so langsam gelaufen wärst«, oder »Wieso hast du diesen gegnerischen Idioten vorbeigelassen?«, tadelte er mich. Dann fing er an zu erzählen, wie viel mehr Tore er in meinem Alter schon geschossen und was für eine große Menge Pokale er im Gegensatz zu mir schon gewonnen hätte. Lange glaubte ich ihm. Sogar noch, als ich bundesweit spielte, mich auf dem Weg zum Profifußballer befand und genau wusste, dass er niemals über die Niederösterreichliga hinausgekommen war, hielt ich mich für schlechter als ihn.

Aber so ist das als Kind, man betrachtet die Erwachsenen von unten herauf, und es fehlen einem der Weitblick und die Lebenserfahrung, um sie und ihre Fehler zu erkennen. Ich hätte mir nichts als Zuneigung von meinem Vater gewünscht, anerkennende Worte, eine herzliche Geste, später seine offene Wertschätzung. Ich wollte spüren, dass ich ihm etwas bedeutete und wartete vergeblich.

Während ich alles mit einer gewissen Bitterkeit auf meinem Krankenlager rekapituliere, ahne ich irgendwie, dass meine Erkrankung dem Verhältnis zu meinem Vater ein neues, anderes Kapitel hinzufügen wird. Genau in diesem Moment wird mir so schlecht, dass ich mich gerade noch weit genug zur Seite lehnen kann, um nicht in mein Bett, sondern auf den Fußboden zu kotzen.

16

»Na gut«, denke ich, »die Chemotherapie kann wohl nicht ewig so gemütlich weitergehen wie bis jetzt.«

Mir ist nicht zum ersten Mal speiübel. Wenn das schon das Schlimmste ist, was die Behandlung an Nebenwirkungen zu bieten hat, dann stecke ich das doch locker weg.

Aber natürlich ist das erst der Anfang. Während meine Mutter meine erste Ladung aufwischt, wächst die Übelkeit in meinem Magen und dehnt sich gewissermaßen auf den ganzen Körper aus. Mir ist nicht mehr einfach nur schlecht. Ich habe das Gefühl, all meine Eingeweide nacheinander auskotzen zu müssen und selbst dann noch nicht genug erbrochen zu haben. Ich würge und spucke. Speisebrei. Säuerlich riechende Flüssigkeit. Dann nur noch gelber Gallensaft. Innerhalb von Minuten hat sich mein Zustand von genervter Langeweile in einen verzweifelten Kampf mit meinem eigenen Körper verwandelt, der alles tut, um das Zeug loszuwerden, das weiter fröhlich via Infusionsständer in ihn hineinplätschert.

Schon eine Viertelstunde nach meinem ersten Erbrechen geht es mir so durch und durch schlecht, dass ich mich nicht mehr erinnern kann, wie sich mein Körper vor dieser Übelkeit angefühlt hat. Die Ärzte haben uns vor der Übelkeit nach der Chemotherapie gewarnt und uns erklärt, dass die Infusionen auch Medikamente zu ihrer Milderung enthalten werden. Aufgrund der hohen Dosis der Zytostatika bei meiner Therapieform könnten diese aber wirkungslos bleiben, haben sie gesagt. Volltreffer. Aber dass es gleich so schlimm kommt, haben weder ich noch meine Mutter erwartet.

Sie läuft in das nebenan liegende Schwesternzimmer, schildert dort aufgeregt die Situation. Die diensthabende Schwester wiederholt die Erklärung der Ärzte. Trotz meiner Würgegeräusche höre ich ihre Stimme genau. Sie ist tief und klingt so monoton und beruhigend wie immer.

»Aber das kann doch nicht normal sein. Er hört ja gar nicht mehr auf, sich zu übergeben!«, ruft meine Mutter.

»Achten sie darauf, dass er genügend trinkt, sobald er das Wasser bei sich behalten kann«, rät die Schwester ungerührt.

Die Erleichterung kommt nicht. Nicht für Minuten, nicht für Sekunden. Nach dem Erbrechen ist mir genauso übel wie zuvor. Der einzige Unterschied besteht mit der Zeit darin, dass ich es schaffe, meinen Körper besser zu kontrollieren, die Brechanfälle zurückzuhalten, das Würgen zu ertragen, ohne ihm nachzugeben. In meinem Mundraum hat sich ein fauliger Geschmack eingenistet, mein Rachen und die Kehle fühlen sich rau und verätzt an und meine Nase läuft, als wolle sie den Gestank des Erbrochenen auf diese Weise ausspülen.

Wenige Stunden sind vergangen und ich habe mich verwandelt. Ich bin von einem Hochleistungssportler zu einem Magensaft spuckenden Kranken geworden. Ich weiß nicht, wie das weitergehen soll. So viele Stunden und Tage liegen noch vor mir. Vier Blöcke Chemotherapie. Viermal muss ich gegen den Krebs antreten. Mehr Chancen werde ich nicht bekommen. Aufgrund der zell- und organschädigenden Wirkung der Medikamente kann ein Krebspatient kaum öfter mit so hohen Medikamentendosen behandelt werden, wie ich sie erhalte, ohne an der Therapie selbst zu Grunde zu gehen.

Eine Schwester betritt unser Zimmer. Meine Mutter berichtet aufgeregt, erzählt noch einmal von den Brechanfällen, deutet auf mein verschwitztes Gesicht, den nassen Körper, auf den Mülleimer, aus dem die übel riechenden Papiertücher quellen, mit denen sie den Boden gesäubert hat. Ihre Stimme überschlägt sich ein paarmal. Die Schwester nickt freundlich, holt ein frisches Handtuch aus dem Badezimmer und reibt mich trocken. Ich lasse ihre Berührungen über mich ergehen, weil ich zu kraftlos bin, um mich zu wehren. So schnell hat mir mein Zustand jeden Willen zum Widerstand ausgetrieben.

Die Schwester hat eine Plastikflasche mitgebracht, hält sie mir hin. Ich soll für die laufenden Untersuchungen hineinurinieren. Eines der Krebsmedikamente, mit denen ich behandelt werde, hat eine besonders negative Wirkung auf die Funktion meiner Nieren. Sollten diese nicht mehr gut funktionieren, muss ich auch mit anderen Organschäden rechnen. Meine Leber würde dann wahrscheinlich relativ rasch versagen und mein Körper zusammenbrechen. Deshalb wird mein Urin alle paar Stunden auf Entzündungswerte oder eine mögliche Dehydrierung untersucht, erklärt sie.

Noch vor wenigen Stunden hätte ich die Urinabgabe in Anwesenheit meiner Mutter verweigert. Vielleicht hätte ich die Schwester angeschrien oder ihr zumindest einen bösen Blick geschickt. Das alles scheint jetzt Kontinente weit hinter mir zu liegen. Ich tue, was die Schwester sagt, ohne darüber nachzudenken. Ich schäme mich nicht, wie ein alter Mann im Bett liegend vor einer fremden Frau und meiner Mutter in eine Flasche zu pinkeln. Mir fehlt ganz einfach die Kraft. Ich bemühe mich nicht einmal sehr, in die recht enge Öffnung zu treffen. Ein paar Tropfen Urin laufen daneben. Es ist mir gleichgültig.

»In zwei Stunden komme ich wieder«, sagt die Schwester und hält die Flasche hoch. Meine Mutter zieht den Vorhang ein Stück beiseite, sieht aus dem Fenster. Draußen ist es dunkel geworden.

»Auch während der Nacht? Er braucht doch seinen Schlaf, um sich von all dem zu erholen«, sagt sie zur Schwester und deutet auf mich. Ich versuche mir vorzustellen, wie ich gerade aussehe. Aber mein Gehirn arbeitet nicht richtig und ich bekomme kein Bild zusammen. Der Badezimmerspiegel ist eine Kraftanstrengung weit entfernt, die auch mein Ende sein könnte, fühle ich. Also verzichte ich einstweilen darauf, mir selbst in die Augen zu sehen.

»Ja, auch während der Nacht«, bestätigt die Schwester die Befürchtung meiner Mutter. Sie nimmt den Plastikbeutel Müll aus dem Eimer, bindet ihn zu und verlässt das Zimmer. Im Türrahmen dreht sie sich um. »Alle zwei Stunden«, sagt sie. »Rund um die Uhr.«

17

Mein Vater kommt an einem frühen Nachmittag. Es ist Wochenende und Besuchszeit. Wie bestellt, geht es mir gerade ein wenig besser. Soll heißen, ich fühle mich vorübergehend nicht so, als ob der Tod auf meinem Bett hockt und mich würgt, bis ich jeden Tropfen Lebenssaft ausgespuckt habe.

Schwach bin ich trotzdem. Die Fähigkeit zum Widerstand scheint dauerhaft aus meinen Gliedern gewichen zu sein. Es ist ernüchternd, zu spüren, wie sehr mein Körper mit seinem Zustand meinem Gehirn vorgibt, was es zu denken hat. All die renitenten, stolzen Gedanken, die ich noch bis kurz nach Beginn des ersten Chemoblocks wie einen heimlichen Schatz gehütet habe, sind lange vergangen. Was geschehen muss, geschieht. Mehr weiß ich nicht, und außer einem dumpfen, depressiven Gefühl bringe ich kaum eine geordnete Emotion zustande.

Die Tür öffnet sich langsam, so als müsse sich der Eintretende mit seiner ganzen Kraft dagegenstemmen, um sie zu öffnen. Erst als sie weit offen steht, lugt mein Vater hinter ihr hervor. Ich sehe sein Gesicht, nicht aber seinen Körper. Sein Verhalten wirkt eigenartig auf mich, so als handle es sich um ein Versteckspiel aus Kindertagen. Langsam macht er einen Schritt in den Raum und bleibt in einigem Abstand von mir stehen. Mein Vater ist nicht groß gewachsen, aber wie er nun vor mir steht, mit hängenden Schultern und seltsam geducktem Kopf, als hätte man ihn verprügelt, erscheint er mir noch kleiner. Das einzige, das groß an ihm wirkt, sind seine Augen. Überhaupt scheint er eigenartig verändert.

Mein Vater ist ein Mensch, der beim Reden gerne und viel gestikuliert, laut spricht, um die Aufmerksamkeit seiner Umgebung auf sich zu ziehen. Jetzt schweigt er. Er öffnet leicht die Lippen, als wolle er etwas sagen, aber die Worte scheinen in seiner Kehle festzustecken. Stattdessen macht er einen weiteren Schritt auf mein Bett zu. Beim Gehen wankt er ein wenig. Seine Bewegungen sind tapsig und unbeholfen. Er schließt den Mund, räuspert sich, kratzt sich am Unterarm. Endlich begreife ich. Mein Vater hat Angst um mich. Schreckliche Angst. Die Zeit der großen Sprüche, die Zeit unserer Konkurrenz ist vorüber. Vielleicht für immer, denke ich.

Sein eigener Vater ist an Lungenkrebs gestorben, als er selbst noch nicht erwachsen war. Sein Tod hat eine offene Wunde bei ihm hinterlassen, die auch deshalb niemals vollständig heilen konnte, weil mein Großvater in seinem Heimatort ein so bekannter Mann war. Jeder wusste von seinem Tod, und die Leute redeten miteinander darüber. Noch während der Erkrankung meines Großvaters wurde mein Vater ständig auf dessen Gesundheitszustand angesprochen, später offen bemitleidet. Selbst wenn sein Gegenüber nicht über den Krebstod redete, spürte er doch das Beileid oder las es in den Augen des Gesprächspartners.

Mein Vater hat zu seinem Vater aufgesehen, der nicht nur beruflich sehr erfolgreich war und gut verdient hat, sondern auch Präsident des Fußballvereins in seinem Heimatort war. Durch ihn ist mein Vater zum Fußballspielen gekommen und hat seine Leidenschaft dafür entdeckt. Mit seinem Tod hat er nicht nur einen Vater verloren. Seine Mutter, die nie viel von Strenge gehalten hat, hat sich von da an sehr schwer mit ihm getan.

Ich jedenfalls habe meinen Vater in meiner Gegenwart noch nie so still erlebt, selten so respektvoll und demütig gesehen. Der Krebs ist ein Gegner, mit dem er sich nicht messen will. In seinen Augen lese ich Anerkennung. Anerkennung dafür, dass ich mit diesem Gegner ringe. Nach all den Jahren habe ich also bekommen, was ich mir gewünscht habe. Es ist seltsam. So schrecklich die Krankheit ist, so sehr die Chemotherapie und der Krebs meinen Körper zerfressen, ihre wütenden Angriffe auf meine Zellen lenken, sie zu vernichten drohen, so sehr verleihen sie mir Macht. Macht, die Verhältnisse zu ändern, sie manches Mal sogar umzukehren. In all dem Schmerz, trotz der in meinem Körper kreisenden Übelkeit, empfinde ich unerwartet einen Moment des Glücks und der Erleichterung.

Meine Mutter hilft meinem Vater inzwischen nicht aus der für ihn offensichtlich unangenehmen Situation. Ihr gesamter Fokus ist auf mich und meine Gesundheit gerichtet. Sie will niemanden sehen, hat keine Kraft, auch nur für einen einzigen Menschen außer mir da zu sein. Von meinem Vater erwartet sie einen erwachsenen Umgang mit meiner Erkrankung, Unterstützung für mich, vielleicht auch für sich selbst. Sie kann kein weiteres Kind gebrauchen, das sie trösten und beschützen muss.

Als mein Vater endlich zu sprechen beginnt, will er wissen, wie es mir geht. Ich will die Frage nicht hören und zucke mit den Schultern. Wie soll es mir schon gehen, durch eine Nadel an einen Infusionsständer gebunden, mit Medikamenten vollgepumpt, diese ständige Übelkeit fühlend. Mein Vater lächelt ein wenig. Er sieht gequält aus mit seiner gerunzelten Stirn und den zusammengekniffenen Augen. Er geht zu meiner Mutter hinüber und will sie an sich ziehen, ihr einen Kuss auf die Lippen drücken, vermutlich gestreichelt und gehalten und damit von meiner Krankheit abgelenkt werden, doch sie macht sich los.

»Ich habe jetzt keine Kraft für irgendwelche Zärtlichkeiten«, sagt sie und runzelt die Stirn, schiebt meinen Vater von sich. Sie findet sein Verhalten angesichts meiner Situation wohl unpassend, vielleicht sogar unverschämt. Meine Eltern sitzen schweigend nebeneinander, betrachten mein Bett, in dem ich liege und ebenfalls schweige.

Mein Vater bleibt nicht lange. Aber schon kurz nachdem er gegangen ist, klopft wieder jemand an die Tür. Meine Mutter und ich warten auf niemanden. Sie hat versucht, allen am Telefon klarzumachen, dass wir niemanden sehen können, hat erklärt, dass Besuche zu anstrengend für mich seien und sich selbst die engsten Verwandten damit zurückhalten müssen. Die meisten unserer Freunde und Verwandten respektieren diesen Wunsch und verstehen ihn. Umso mehr fragen wir uns, wer jetzt unangekündigt erscheinen wird.

Zu meiner Überraschung ist es einer meiner Trainer aus dem Sportgymnasium. Zuerst empfinde ich seinen Besuch als befremdlich, und habe das Gefühl, dass gerade er mich nicht so krank, abgemagert und blass sehen sollte. Seit meinem Eintritt in das Sportgymnasium kämpfe ich um seine Anerkennung. Ich will von ihm als herausragender Fußballer wahrgenommen werden und auf keinen Fall als bemitleidenswerter Kranker.

Ich spanne meine Muskeln, versuche die Übelkeit tief in meinen Bauch zu drücken, zu lächeln, auf diese Weise so gesund wie möglich zu erscheinen. Doch als der Trainer meine Mutter und mich begrüßt, mit zusammengezogenen Augenbrauen und aufeinandergedrückten Lippen zu meinem Bett kommt und sichtlich erschüttert auf mich herunterblickt, freue ich mich. Es ist eine seltsame Erleichterung, endlich im Mittelpunkt seiner Aufmerksamkeit zu stehen, mit niemandem um seine Gunst konkurrieren zu müssen. Wieder fühle ich mich für einen Moment befreit, spüre die Übelkeit kaum noch und auch nicht die Druckstellen vom langen Liegen. Ich finde es seltsam, wie sehr die Situation emotional dem unmittelbar zuvor erlebten Besuch meines Vaters ähnelt. Wieder ist es meine totale körperliche Ohnmacht, die mir einen Moment lang eine Art von Macht über mein Gegenüber verleiht, die ich gesund niemals erlangt hätte.

»Ich habe dir etwas mitgebracht, Nino«, meint der Trainer und zieht ein Spielertrikot aus seiner Tasche. »Es ist das Trikot mit deiner Nummer. Der Nummer vier. Alle Mitspieler haben darauf unterschrieben«, sagt er und wendet das Shirt. Ich sehe die Unterschriften und fühle ein Brennen in meinen Augen. Jetzt nur nicht weinen, sage ich mir und wische mir über das Gesicht.

Der Trainer erklärt mir, dass er die Nummer vier bis zu meiner Rückkehr gesperrt habe. Kein anderer Spieler dürfe bis dahin ein Match mit ihr bestreiten. Überhaupt würden die Siege meiner Mannschaft von nun an alle mir gewidmet werden.

»Das fasst mir keiner an«, sagt er. Er hält mir das Trikot hin, und ich nehme es dankbar an mich, fühle mich stolz und hoffnungsvoll zugleich. Eifrig erkläre ich dem Trainer meinen Zeitplan, schildere ihm mein Vorhaben, bis zum nächsten Saisonstart aus dem Spital entlassen zu werden, versichere ihm, nicht viel vom Training verpassen zu wollen.

Der Trainer öffnet seinen Mund. Er sieht beinahe erschrocken aus. Er betrachtet den Infusionsständer, den Zugang in meiner Armvene, das Krankenhausbett, mich. Er wirft meiner Mutter einen raschen Blick zu.

»Schau lieber, dass du gesund wirst, Bub«, sagt er so ruhig wie möglich und tätschelt meine Schulter. Ich fühle seine Berührung und merke, dass er meine Aussage nicht ernst nimmt, nicht an meine baldige Genesung glaubt. Die Übelkeit steigt wieder in meiner Kehle hoch. Ich sehe seinen mitleidigen Blick und wende mich ab, betrachte das Spielertrikot mit der aufgedruckten Nummer vier.

Nie wieder werde ich mit dieser Zahl auf meiner Brust spielen, nicht einmal, wenn ich in einem WM-Finale mit ihr auflaufen soll. Das schwöre ich mir in diesem Moment.

18

Seit fünf Tagen hänge ich ununterbrochen an der Infusion. Ich kann mich nicht mehr erinnern, wie es sich angefühlt hat, am Morgen zu erwachen und mich entspannt in meinem Bett auszustrecken. Bei jeder Bewegung muss ich aufpassen, den Schlauch nicht aus meiner Vene zu reißen, keine Wunde und kein Auslaufen der giftigen Medikamente zu verursachen. Dann auch noch die Nächte hier im Krankenhaus. Während ich mich untertags müde und niedergeschlagen fühle und eigentlich nur schlafen will, werde ich ausgerechnet nachts immer wieder von quälender Schlaflosigkeit geplagt. Ich liege wach auf dem Rücken, kann mich wegen der Infusion kaum bewegen und starre an die Decke. Es gibt absolut nichts zu tun und die Zeit dehnt sich zäh wie ein Kaugummi vor mir in die Länge. Gelingt es mir dann endlich, doch noch einzuschlafen, drehe ich mich im Schlaf todsicher gewohnheitsmäßig auf den Bauch. Dabei reiße ich mit dem Arm an dem Schlauch, der mich mit der Infusion verbindet. Das ist ausgesprochen schmerzhaft und weckt mich meistens auf. Danach beginnt die Tortur von vorne.

Ich habe immer gerne gefrühstückt, mich schon beim Aufwachen auf Spiegeleier und Toast, ein mit Schinken, Käse und Tomaten belegtes Brot und ein Glas frisch gepressten Orangensaft gefreut. Jetzt fühle ich schon bei der ersten Bewegung den Magensaft in meine Speiseröhre steigen, schmecke die ätzende Flüssigkeit, spüre, wie sie nach oben drückt und jeden Appetit sofort abtötet.

Das Frühstück lasse ich unberührt stehen. Ich liege teilnahmslos in meinem Bett, denke ans Fußballspielen oder sehe fern. Wenn die Kraft reicht, spiele ich Computer. Dabei muss ich nur meine Finger bewegen. Ich habe meinen Laptop ins Krankenhaus mitgebracht und bin froh, in eine virtuelle Welt abtauchen zu können, mich mit Gegnern messen, kämpfen und siegen zu können. Solange ich in diesem Krankenhausbett liege, will ich all das tun, was seit Jahren selbstverständlich zu meinem Tagesablauf gehört, woher ich meine Kraft und Energie beziehe, was mir die größte Freude macht. Meine Mutter hat es schon aufgegeben, mich zum Essen zu überreden oder zu versuchen, ein Gespräch mit mir zu beginnen, weil ich systematisch nicht reagiere. Sie liest weiterhin stundenlang in den psychologischen und medizinischen Ratgebern, von denen sie sich einen ganzen Stapel bestellt hat. Manchmal möchte sie mir daraus vorlesen, wenn sie glaubt, eine besonders hilfreiche Passage gefunden zu haben. Aber ich ersticke jeden ihrer Versuche im Keim. Ich will einfach nichts von ihrem esoterischen Gequatsche hören. Sie soll sich einmal statt mir ins Bett legen, sich an die Giftinfusion hängen lassen und dann schauen, ob sie noch Lust auf wolkige Aufmunterungen hat, denke ich.

Mein innerer Zorn ist zurückgekehrt, seit mein Körper sich ein wenig auf die Behandlung eingestellt hat und ich mich nicht mehr permanent an der Schwelle zum Tod fühle. Eine Verbesserung meines Zustands ist das nicht unbedingt gewesen.

Jeden Morgen kommen die Ärzte zur Visite. Nie klopfen sie an, sie betreten mein Zimmer einfach, als ob es ihr Büro wäre. Ich hasse den Moment, in dem sich mit einem Ruck die Türe öffnet und diese vier, manchmal fünf oder gar sechs Menschen in ihren weißen Kitteln mein Zimmer betreten, zu meinem Bett kommen, auf mich heruntersehen, mit ihren Blicken meinen Allgemeinzustand checken und mich ohne Hemmungen inspizieren. Ich fühle mich dabei wie ein lebloses Objekt.

Wie ein erschlagenes Tier liege ich vor ihnen, werde von oben herab anhand meines Aussehens beurteilt und begutachtet. Auf dem Papier werde ich mit Nummern und Buchstabenkürzeln bezeichnet, mit Hilfe von Tabellen und Kurven beschrieben, scheine nur noch aus den Zahlen und Werten zu bestehen, die einer der Doktoren von einem Krankenblatt abliest. Besonders die jungen Turnusärzte hören ihm gespannt zu, stellen eifrig Fragen, machen Anmerkungen und wollen meinen Fall als Beispiel in ihrem Gedächtnis speichern, vielleicht einen guten Eindruck beim Oberarzt hinterlassen. Sie sehen mich als theoretische Lernquelle und Anschauungsobjekt für ihre Ausbildung, als Sprungbrett für ihre Karriere, während ich hier liege und leide, sodass ich sie packen und in meine Wirklichkeit schütteln möchte. Aber dafür fehlt mir die Kraft.

Ein Arzt geht zum Waschbecken und reibt seine Hände mit Desinfektionsmittel ein. Ich weiß, dass diese Maßnahme nicht nur seinem, sondern auch meinem Schutz dient, und fühle mich trotzdem gedemütigt. Das sieht so aus, als wäre ich ein ekelhaftes Wesen, umhüllt von ansteckendem Schleim, dessen Berührung man so schnell wie möglich von seiner Haut waschen muss, um nicht selbst zu erkranken.

Der Arzt greift nach einer Packung Plastikhandschuhe, die nach den Größen »small«, »medium« und »large« geordnet in meinem Zimmer bereitstehen. Da er zwei ziemlich große Pranken hat, entscheidet er sich für »large«. Er zieht die Handschuhe heraus, stülpt sie über seine Hände, und ich wünsche mich in eine Filmszene, die ich mit einem Knopfdruck auf der Fernbedienung überspringen kann.

Ich muss meinen Krankenhauskittel vor allen Anwesenden ausziehen. Der Arzt tastet meine Lymphknoten ab, berührt meinen Hals, die Leisten und die Hoden. Er schaut in meinen Mund und fordert mich auf, die Zunge herauszustrecken, um den Zustand meiner Schleimhäute zu kontrollieren, während die anderen im Halbkreis um mich stehen und aufmerksam in mein Inneres blicken.

»Bitte steh jetzt vorsichtig auf und beug dich langsam hinunter«, sagt der Arzt und ich habe Lust, ihm gegen das Schienbein zu treten und davonzulaufen. Stattdessen tue ich, was er mir aufgetragen hat, spüre das Latex der Handschuhe an meinem Gesäß, die tastenden Finger, will die Blicke der Ärzte, die mein After auf eine mögliche Schwellung, eine massive Rötung oder eine andersartige Veränderung kontrollieren, von meiner Haut kratzen.

Als die Kontrolle endlich vorbei ist, erklärt mir der Arzt, welche Untersuchungen für heute noch geplant sind, welche Medikamente ich mit den Infusionen erhalten werde, spricht dann von ihren möglichen Nebenwirkungen, aber ich höre ihm kaum noch zu. Ich will nur noch, dass diese Leute mein Zimmer so rasch wie möglich verlassen und meine Demütigung beenden.

Zum Abschluss der Tortur überreicht der Arzt meiner Mutter ein Blatt Papier, auf dem meine Laborwerte der letzten Blutuntersuchung gedruckt sind. Meine Mutter reicht mir das Blatt, aber ich will es nicht sehen, will nichts von meiner Abweichung von der Normalität wissen. Seit unserer Aufnahme sammelt meine Mutter fleißig wie ein Eichhörnchen alle Daten, die sie von den Ärzten erhält, in einer Mappe, die so scheußlich gelb ist wie die Zimmerwände. Wir sind erst wenige Tage hier, aber die Mappe ist bereits dick und fett und wächst immer weiter.

»Wie ein Tumor«, denke ich unwillkürlich, und wende mich angewidert ab.

Daniela

Diagnose Hirntumor
1998 im Alter von 12 Jahren

Den fünften Oktober 1998 wird Daniela nie vergessen. Es ist einer der schlimmsten Tage ihres Lebens und für immer in ihre Erinnerung eingebrannt. Von diesem Tag an verändert sich so vieles für sie. Einiges, das nie wieder so werden soll wie früher, und um das sie heute, knapp vierzehn Jahre später, immer noch trauert. Denn Daniela wollte und will nicht »anders« sein. Dass ihre Krankheit ihr dieses Etikett verpasst hat und dass sie es nicht mehr los wird, ist für sie das Schlimmste.

Mit zwölf Jahren besucht Daniela die Hauptschule. Sie hat viel Spaß dort, zahlreiche Freunde und ist eine recht gute Schülerin. Am Nachmittag des fünften Oktober 1998 sitzt Daniela über ihren Hausaufgaben. Sie schreibt an einem Deutschaufsatz, als die Buchstaben gegen ihren Willen die Zeilen des Heftes verlassen.

Es sieht aus, als stürzten sie von den blauen Linien auf den Boden der Seite. Daniela schreibt nicht mehr waagrecht von links nach rechts, sondern in einem immer steiler werdenden Bogen nach unten und kann nichts dagegen tun. Ihre Hände gehorchen ihr nicht mehr, scheinen sich verselbstständigt zu haben und nun nach ihren eigenen Wünschen zu arbeiten. Daniela ruft nach ihrer Mutter, die kommt, um nach dem Rechten zu sehen. Auch sie betrachtet verwundert und erschrocken zugleich die Seite und kann sich das Geschehene nicht erklären.

In der Nacht erwacht Daniela mit schrecklichen Kopfschmerzen. Der Druck in ihrem Schädel ist so stark, dass sie es kaum noch aushalten kann. Als sie das Licht ihres Zimmers anknipst, bemerkt sie, dass sie auch nicht mehr klar sieht. Ihre Umgebung erscheint fremd und verzerrt. Sie läuft in das Schlafzimmer ihrer Eltern und bittet sie, mit ihr ins Krankenhaus zu fahren, da sie die Schmerzen in ihrem Kopf nicht mehr ertragen kann.

Die Eltern bringen Daniela ins Wiener Wilhelminenspital. Dort wird dem verängstigten Mädchen Blut abgenommen, doch der Laborbefund zeigt keine Entzündungswerte. Da der Magnetresonanztomograph über das Wochenende nicht in Betrieb ist, soll Daniela bis Montag im Spital bleiben.

Danielas Sehstörungen werden unterdessen schlimmer und der Druck in ihrem Kopf immer unerträglicher, sodass sie am nächsten Morgen ein Augenarzt untersucht. Der Arzt versucht Danielas Sehkraft mit immer stärkeren Sehbehelfen wiederherzustellen, doch sie zeigen keine Wirkung. Selbst die stärkste Unterstützung bringt keine Verbesserung. Der Arzt sieht Danielas Eltern ernst an.

Das Mädchen hat sich inzwischen auf eine Bank gelegt, hält sich den Kopf und wimmert. Jedes Wort des Arztes hämmert in ihrem Kopf, verstärkt den Druck, als würde dieser schreien anstatt zu sprechen.

»Vermutlich ist ein Tumor der Grund für die Sehstörungen und Schmerzen ihrer Tochter«, sagt der Arzt, und Danielas Eltern sind fassungslos.

Daniela hört seine Worte, doch es fällt ihr schwer, ihre Bedeutung aufzunehmen. Immer wieder bittet sie ihre Mutter, sie solle den Mann doch zum Schweigen bringen. Sie könne sein Schreien nicht mehr ertragen.

Der Augenarzt gibt den Eltern zu verstehen, dass man sofort handeln müsse und alarmiert die Rettung. Kurze Zeit später wird Daniela in das Wiener Allgemeine Krankenhaus überstellt.

Tatsächlich leidet Daniela unter einem Hirntumor. Er hat die Größe eines Tennisballs und verursacht Schmerzen und Sehstörungen. Er wird auch ihr Wesen verändern, sodass das Mädchen plötzlich zu aggressiven Ausbrüchen neigt. Sechsmal muss Daniela im Laufe der nächsten Wochen, Monate und Jahre operiert werden, da der Tumor zu fest sitzt, um sofort vollständig entfernt werden zu können. Erst als sie sechzehn Jahre alt ist, wird sie die letzte Operation überstanden haben. Bis dahin wird sie immer wieder aufgeschnitten und bestrahlt, muss eine Unzahl an Medikamenten schlucken, Kontrolluntersuchungen und Blutabnahmen über sich ergehen lassen und ist unwiederbringlich aus ihrem Alltag gerissen. Statt die Zeit mit ihren Freunden und in der Schule zu verbringen, liegt sie im Spital, ist abgeschnitten von der Welt und fühlt sich allein. Als Nebenwirkung der Behandlungen bilden sich Wasseransammlungen in Danielas Körper, die dieser nicht mehr ausscheiden kann. Das Mädchen leidet unter seinem dadurch veränderten Aussehen.

Doch selbst als die schlimmste Zeit überstanden scheint, ist das Martyrium nicht zu Ende. Bei der fünften Operation muss Danielas Hypophyse, die Hirnanhangsdrüse, die bei der Regulation des Hormonhaushalts eine wesentliche Rolle spielt, entfernt werden. Daniela muss nun bis zum Rest ihres Lebens jeden Tag neun verschiedene Tabletten schlucken, damit ihr Körper einigermaßen normal funktioniert. Ihr Gesichtsfeld ist aufgrund ihrer Krebserkrankung eingeschränkt und sie muss psychologisch behandelt werden.

Immer wieder verliert Daniela Freunde und Weggefährten, die sie in der Zeit ihrer Erkrankung kennengelernt hat. Mit diesen Menschen verbindet sie eine besondere, eine so tiefe Beziehung, wie es ihr mit »Gesunden« kaum mehr möglich scheint. Umso schlimmer ist ihr Verlust. So viele von ihnen hat Daniela schon sterben gesehen und ist so mit der Zeit zynisch geworden. Sie erwartet sich nicht mehr viel vom Leben, hofft nur noch darauf, dass es eines Tages vielleicht doch ein wenig besser werden wird.

19

Am nächsten Morgen kommt eine junge Frau zu mir und meiner Mutter ins Zimmer. Sie ist klein und zierlich, hat feine helle Haare und wasserblaue Augen. Sie begrüßt uns mit einem wissenden Lächeln, stellt sich als Mitglied des psychosozialen Dienstes des St. Anna Kinderspitals und als gelernte Psychologin vor. Ich sehe ihr Verständnis signalisierendes Gesicht, beinahe noch das einer Jugendlichen, höre ihre Berufsbezeichnung und es reicht mir schon.

Die Trainer und Mitspieler aus dem Fußballverein oder dem Sportgymnasium würden über mich lachen, wenn sie erfahren würden, dass ich von einer »Seelenklempnerin« besucht werde. Noch dazu von einer, die kaum erwachsener aussieht als ich selbst, ihr Studium wahrscheinlich gerade erst abgeschlossen hat. Zum Psychodoktor gehen die Irren, die Schwachen, Menschen, die das Leben nicht meistern, höre ich sie sagen, und spanne meine Muskeln an. Ich bin nicht verrückt, bin weder krank im Kopf, noch hilflos. Was soll dieses unerfahrene Mädchen mir raten, wie will ausgerechnet sie mich unterstützen?

Niemals kann sie eine Ahnung von meinem Leben haben, hat vermutlich noch keinen Fußballplatz besucht, geschweige denn je ein Match verfolgt. Es ist unmöglich, dass diese dünne, unsportlich wirkende Person mein Ziel und meine Wünsche versteht. Ich will das auch gar nicht, ja genau, ich will nicht verstanden werden. Ist das denn für alle hier so schwer zu akzeptieren? Wenn die mich schon bei ihren Untersuchungen wie ein Stück Fleisch behandeln, dann sollen sie wenigstens konsequent sein, schimpfe ich innerlich vor mich hin. Ein Stück Fleisch braucht keine Psychologin. Oder haben die Kälber etwa eine, bevor sie zur Schlachtbank geführt werden? Na eben.

Noch immer bin ich überzeugt, mir, wenn überhaupt, am besten selbst helfen zu können, alleine und auf meine Weise. Die Annahme von Hilfe empfinde ich als Schwäche, trotz meiner fortgeschrittenen körperlichen Hinfälligkeit.

Ich sehe die Psychologin an und betrachte sie schon als Feindin, die mich demütigen und erniedrigen will, die plant, meinen Willen zu brechen und einen wimmernden und klagenden Weichling aus mir zu machen, die vielleicht sogar Tränen aus mir herauspressen möchte. Ich werde ihr den Gefallen nicht tun. Ich werde nicht kooperieren, mich nicht gesprächsbereit zeigen. Ganz im Gegenteil. So rasch und eindrucksvoll wie möglich will ich ihr klarmachen, dass ich auf ihre Hilfe nicht angewiesen bin, ihre Besuche keine Erleichterung für mich bedeuten und ich nicht den geringsten Wert auf sie lege.

Die Psychologin setzt sich meinem Bett gegenüber auf einen Stuhl, bittet meine Mutter höflich, aus dem Raum zu gehen, und sagt ihr dabei, dass Mitarbeiter ihres Dienstes zu einem späteren Zeitpunkt natürlich auch zu ihrer Unterstützung bereitstünden. Meine Mutter nickt und steht auf. Sie geht aus dem Zimmer. Leise schließt sie die Tür hinter sich. Ich kann kaum glauben, dass sie den Anweisungen dieses Mädchens so selbstverständlich Folge leistet.

Ich werde mich bestimmt nicht so kooperativ verhalten, befehle ich mir innerlich nochmals, verschränke die Arme und schaue demonstrativ an der Psychologin vorbei.

»Wie geht es dir jetzt in dieser Situation, Nino? Wie fühlst du dich?«, fragt sie mich mit schmeichelnder Stimme. Genau diese Tonlage, genau solche Fragen sind es, die mich unglaublich nerven, die mir dumm und sinnlos erscheinen.

»Wie sieht es denn für Sie aus? Sieht das angenehm für Sie aus?«, sage ich und blicke auf den Zugang in meiner Vene, den

Infusionsständer, meine Beine, deren Umrisse sich dünn unter der Krankenhausdecke abzeichnen und die mir jeden Tag weniger muskulös erscheinen.

Die Psychologin nickt freundlich.

»Ich kann verstehen, dass die Situation schrecklich für dich ist«, erklärt sie mit diesem aufgesetzt mitfühlenden Blick.

Nichts kannst du verstehen, du dumme Kuh, nicht das Geringste. So gesund, frei und zufrieden wie du mir gegenüberhockst, denke ich. Ich möchte sie am liebsten samt ihrem Sessel mit einem Tritt aus dem Zimmer befördern und die Türe vor ihrer Nase zuknallen.

»Ich werde in der nächsten Zeit versuchen, dich ein wenig zu unterstützen und ...«, beginnt sie. Den Rest des Satzes höre ich schon nicht mehr.

Du willst mir helfen?, denke ich, du, die gut meine ältere Schwester sein könnte? Du hast keine Lebenserfahrung, kannst mir nichts raten.

All die Hilflosigkeit und Angst, das Gefühl der Ungewissheit der vergangenen Wochen verwandeln sich in Zorn, den ich der Psychologin entgegenschleudern möchte. Ich setze mich so ruckartig im Bett auf, dass mir kurz schwindelt. Dann beuge ich mich in Richtung der jungen Frau. »Ich will, dass Sie auf der Stelle abhauen. Danach will ich Ihr dummes Gesicht hier drinnen nie wieder sehen. Ihr Psychogequatsche mag ich nicht hören und Ihre Ratschläge interessieren mich einen Dreck«, sage ich zu ihr.

Ich erkläre ihr, dass ich mir von einer wie ihr, die selber noch ein halbes Kind ist, nichts sagen lasse. Frage sie, was sie sich einbildet, mir helfen zu können. Ich erkläre sie für überheblich und selbstgefällig, verspotte ihre Ausbildung und die gesamte Berufsgruppe, rede von ihrem dämlichen Grinsen und ihrer schleimigen Stimme.

Die Psychologin hört meinen Beschimpfungen eine Weile zu, erhebt sich dann schweigend und verlässt mit gefrorenem Gesichtsausdruck mein Zimmer. Weder verabschiedet sie sich, noch kehrt sie während meiner gesamten Behandlung ein einziges Mal zu mir zurück.

»Nino«, sagt meine Mutter, als sie zurück in unser Zimmer kommt, »die Dame wollte dir doch nur helfen.«

Meine Mutter hat die Psychologin offenbar auf dem Gang zu den Fahrstühlen getroffen. Sie hat wohl ihren versteinerten Gesichtsausdruck und die angespannte Körperhaltung gesehen und sofort gewusst, was geschehen ist. Schließlich kennt sie meine Einstellung und meine momentane Verfassung genau und ist selbst schon einige Male Opfer meiner unkontrollierten Wutausbrüche geworden. Sie seufzt, und ich drehe mich zur Seite. Ich murmle, dass ich keine Hilfe brauche und das alles alleine überstehen werde.

Ich greife nach meinem Computer und spiele mein Lieblingsspiel. Es heißt »Fußballmanager«. Im Sportgymnasium hat keiner verstanden, warum ich dieses Spiel so mag. Schließlich könne man dabei keinen Ball spielen oder auf dem Platz nach vorne stürmen, um Tore zu schießen, denn die Matches werden vom Rechner nur simuliert. Stattdessen muss ich Spieler einkaufen, einen Budgetplan für die aktuelle Saison erstellen und Verhandlungen mit anderen Fußballclubs führen. Ich schließe Verträge ab und feilsche mit den Sponsoren. Die Zufriedenheit meiner Teamspieler wird mir nach meinen Aktionen auf einem Balken angezeigt. Grün bedeutet völlige Zustimmung, rot die Ablehnung meiner Handlungen. An dem Spiel gefällt mir, dass es mir leicht gemacht wird, die Kontrolle über seinen Verlauf zu behalten. Für ein paar Stunden kann ich mich nun weder hilflos noch fremdbestimmt fühlen.

Meine Mutter betrachtet mich schweigend. Sie weiß, dass ich nun nicht mehr ansprechbar bin. Sie setzt sich auf ihr Bett und liest weiter in ihren Ratgebern.

Als ich das Spiel das nächste Mal unterbreche, habe ich die virtuelle Meisterschaft gerade zum dritten Mal in Folge gewonnen, auf dem Bildschirm werden acht Stunden Spielzeit angezeigt, und meine Mutter schläft. Ich spreize meine verkrampften Finger und balle sie wieder zu Fäusten, bemerke erstaunt, dass ich mich um einiges besser fühle als zuvor. Wie immer sitzt die Übelkeit als ständiger Begleiter in meinem Magen, doch sie drängt nicht nach oben, drückt und kreist nicht. Es ist irgendwie eine Erleichterung für mich, nicht auf die Zeit zu achten, mich nicht ständig verbessern zu müssen. Ich weiß nicht, wann ich das letzte Mal so viele Stunden sinnlos verschwendet habe, denke ich halb amüsiert, halb beunruhigt, und dann wird mir klar, dass ich hier drinnen meinen sportlichen Zielen ohnehin nicht nachjagen kann. Aber wenn ich eine Psychologin aus meinem Zimmer werfen und danach acht Stunden als Fußballmanager agieren kann, dann werde ich doch auch diese verdammte Krankheit überstehen können, überlege ich, und strecke mich auf dem Rücken aus. Zum ersten Mal seit einer Woche schlafe ich wieder mit einem etwas besseren Gefühl ein.

20

Nach dem fünften Therapietag verkünden die Ärzte das, woran ich fast nicht mehr geglaubt hätte: Der erste Chemoblock ist beendet. Ich darf die Behandlungspause daheim in Stockerau verbringen.

Als die Schwester mich von der Infusion nimmt und den Zugang aus meiner Vene entfernt, fühle ich mich, als würde sie mich von einer tonnenschweren Last befreien. Am liebsten würde ich in Jubelgeschrei ausbrechen, merke aber sofort, dass ich dafür zu müde und erschöpft bin.

»Du darfst zwar nach Hause, aber deine Blutwerte sind durch die Behandlung mit den Zytostatika nicht besonders gut«, warnt mich die Schwester. Besonders die Anzahl der weißen und roten Blutkörperchen sehe schlecht aus. Sie erklärt, dass ich mich schonen muss, viel trinken und mich gut ernähren soll. Vor allem müsse ich mich unbedingt von sämtlichen Krankheitskeimen fernhalten. Mein Abwehrsystem sei so geschwächt, dass ich mir bei dem geringsten Kontakt mit Bakterien und Viren eine gefährliche Infektion holen könne.

»Solltest du Fieber bekommen, musst du sofort hierher zurück«, sagt die Schwester, und ihre Stimme hat einen bedrohlichen Ernst. Ich lächle trotzdem. Ich bin so glücklich, mein Gefängnis verlassen zu können, dass ich an Rückkehr gar nicht mehr denken will.

Wenige Minuten später wiederholt der Arzt, der gekommen ist, um die weitere Behandlung mit mir zu besprechen, genau die Worte, die schon die Schwester gesagt hat. Ich frage mich unwillkürlich, ob es für Ärzte und Schwestern Zettel zum Auswendiglernen gibt, auf denen steht, was in welcher Situation gesagt werden muss. In jedem Fall wirkt das medizinische Personal auf diese Weise manchmal mehr wie eine Truppe Roboter als wie ein menschliches Team.

Dann teilt mir der Arzt noch mit, mich darauf einzustellen, in wenigen Tagen wieder im Krankenhaus zu sein. Auf dieses Schlusswort hätte ich auch gerne verzichten können. Den Teufel werde ich tun, mich auf irgendetwas einzustellen. Ich will hier raus und jetzt darf ich das endlich, das ist alles, was im Moment zählt.

»Du wirst mit sehr großer Wahrscheinlichkeit eine Infektion bekommen und dann so rasch wie möglich mit Antibiotika behandelt werden müssen, um einen völligen Zusammenbruch deines Körpers zu verhindern«, sagt er, als ob er nicht schon genug gequatscht hätte. Ich nehme mir vor, mir demonstrativ die Ohren zuzuhalten, sollte er noch einmal so einen Satz vom Stapel lassen. Nur nichts antworten, denke ich, jedes Gespräch, in das du dich verwickelst, verzögert deine vorläufige Entlassung nur um weitere Minuten.

Endlich ist es soweit. Meine Mutter und ich dürfen nach Hause gehen. Als ich auf sie gestützt durch das gläserne Tor trete, riecht es zum ersten Mal seit so vielen Tagen nicht mehr nach Krankenhaus. Ich spüre die kalte Luft auf meiner Haut, sehe Fußgänger und Autofahrer, die nicht offensichtlich an einer gefährlichen Krankheit leiden. Ich schaue nach oben, und mein Blick wird nicht durch eine kotzgelbe Zimmerdecke begrenzt. Der Himmel ist wolkenlos, und ich lächle, als wäre ich ein Außerirdischer, der gerade zum ersten Mal die Schönheit dieses Planeten betrachten darf.

21

Meine Mutter ist davon besessen, zu Hause alles richtig zu machen, damit ich auf keinen Fall zusätzlich geschwächt werde. Um nicht den kleinsten Fehler zu begehen, spricht sie mit jedem Experten, den sie finden kann, liest noch mehr und genauer in ihren Ratgebern und telefoniert mit bekannten Medizinern und Freunden, deren Angehörige selbst einmal von der Krankheit betroffen gewesen sind. Sie geht mir mit ihrer übertriebenen Vorsicht gewaltig auf die Nerven, aber ich kann sie leider nicht abschalten.

Noch im Spital hat sie am Tag vor meiner Entlassung mehrmals die Ernährungsberaterin aufgesucht, um sich Ratschläge zu holen. Sie will wissen, welche Speisen sie auf welche Weise zubereiten, welche Mengen ich zu mir nehmen und welche Produkte sie beim Einkaufen meiden soll. Sie spricht mit den Ärzten, den Krankenschwestern und den Leuten vom psychosozialen Dienst, möchte wissen, wie oft ich zur Toilette gehen sollte, wie viel in welchem Zeitraum und in welchen Abständen ich trinken und wann ich duschen sollte, wie gefährlich Zugluft für mich ist und wie häufig sie Fieber messen muss. Sie unterhält sich mit anderen Patienteneltern, fragt nach deren Erfahrungen mit den Behandlungspausen zu Hause, nach Erfolgen und den eventuell auftretenden Problemen.

Ein Wunder, dass sie dabei nicht selbst krank wird. Aber sie funktioniert wie ein Uhrwerk, seit die ganze Geschichte angefangen hat.

Während mein Opa kurz vor meiner Entlassung aus dem Krankenhaus ein paar Stunden ihre Schicht an meiner Seite übernommen hat, ist sie nach Stockerau gefahren. Sie hat das ganze Haus zweimal hintereinander gesaugt, hat in zwei Durchgängen die Oberflächen aller Kästchen, Schränke, Tische, Stühle und anderer Gegenstände mit einem scharfen Putzmittel gereinigt, hat mehrmals die Toiletten geschrubbt, die Bäder, das Vorzimmer und das Wohnzimmer, den Küchenboden doppelt aufgewaschen. Sie hat alle Betten frisch überzogen, die gesamte Schmutzwäsche ausgekocht oder so heiß wie möglich gewaschen, hat die Teppiche und Pölster ausgelüftet und die Schuhe vom Straßenschmutz gereinigt. Sie hat unsere alten Zahnbürsten weggeworfen und durch neue ersetzt, hat frische Zahnpasta und Seife gekauft und die bereits angefangenen Tuben und Verpackungen weggeworfen. Den Inhalt unseres Kühlschranks hat sie komplett entsorgt, das Gerät danach penibel gereinigt und es erst dann mit frischen und möglichst keimfreien Nahrungsmitteln wieder aufgefüllt. Im Spital hat sie sich mehrere Fläschchen Desinfektionsmittel besorgt und nach der Generalsäuberung in allen Zimmern versprüht.

Als ich unser Haus betrete, bin ich kurz verwirrt, kann das Gefühl aber nicht zuordnen. Ich bemerke die Veränderung, die hier stattgefunden hat, nicht sofort, da meine Mutter immer schon ein sehr reinlicher und ordentlicher Mensch war. Nur langsam fällt mir auf, dass es hier anders riecht als sonst, aber die beinahe sterile Umgebung stört mich nicht besonders. Ich bin viel zu froh, daheim zu sein, mich keinen fremden Patienten, weder Ärzten noch Krankenschwestern, zeigen zu müssen. Endlich bin ich die Infusionen und Medikamentengaben los, die täglichen Kontrollen und Untersuchungen, die Übelkeit. Es ist ein Traum, meinem engen, gelben Gefängnis endlich entkommen zu sein.

Mein Zimmer liegt im ersten Stock unseres Hauses. Ich will die Treppen hinaufsteigen, freue mich darauf, mich in mein eigenes Bett zu legen, als gäbe es keinen schöneren Ort auf der

Welt. Doch schon als ich die ersten drei Stufen erklommen habe, keuche ich. Ich verstehe nicht, was mit mir geschehen ist. Natürlich bin ich im Krankenhaus während der Behandlung geschwächt gewesen, aber jetzt? Es ist doch kaum mehr als einen Monat her, dass ich ein herausragender Sportler gewesen bin, mich auf dem Weg zum Profifußballer befunden habe. Jetzt bekomme ich nach drei Stufen kaum noch Luft?

Die Ärzte und Schwestern haben mich vor dieser Nebenwirkung der Behandlung gewarnt, haben gesagt, dass meine Kraft nicht so schnell zurückkehren würde. Aber so richtig glauben konnte ich ihnen nicht. Im Krankenhaus befand ich mich in einem fremden und ungeliebten Umfeld, in dem mir mein schlechter körperlicher Zustand als einigermaßen logisch erschien. Erst hier, in meiner vertrauten Umgebung, bemerke ich das wirkliche Ausmaß meiner Veränderung. Ich fühle meine Erschöpfung und Kraftlosigkeit mit voller Härte. Das Haus hat sich nicht nur wegen des radikalisierten Putzfimmels meiner Mutter verändert. Es scheint auch gewachsen zu sein. Die Wege, die ich darin zurücklegen muss, um von einem Raum in den anderen zu gelangen, sind mir früher nicht einmal aufgefallen, und erscheinen mir nun wie kilometerlange Strecken.

Das Computerzimmer, in dem ich mich oft und gerne aufgehalten habe, kann ich nicht betreten, da ich den weiten Weg dorthin nicht wage. Meine Mutter bemerkt meine Verwirrung und fasst mich am Arm. Sie versucht mich abzulenken, bevor ich mich in die beginnende Verzweiflung hineinsteigere. »Du sollst dich schonen, Nino. Deshalb richte ich dir jetzt ein Bett auf der Wohnzimmercouch her. Dort kannst du in Ruhe fernsehen, lesen oder Computer spielen, und ich bin auch viel schneller bei dir, wenn du mich brauchst«, sagt sie mit fester Stimme, um sich ihre eigene Besorgnis nicht anmerken zu lassen.

Ich nicke resigniert.

Sie überzieht die Wohnzimmercouch mit einem frischen Leintuch, legt meine Kissen und meine Bettdecke darauf, schiebt den Beistelltisch heran, auf den sie die Fernbedienung, meinen Laptop, einige Zeitschriften und Zeitungen legt. Erschöpft sinke ich in die Kissen und bin froh, mich nicht mehr bewegen zu müssen. Zur Ablenkung schalte ich sofort den Fernseher ein. Dabei fällt mir zunächst noch gar nicht auf, wie ungewohnt still es in unserem Haus ist. Erst mit der Zeit bemerke ich es.

Meine Mutter hat all unseren Freunden und Verwandten den Besuch verboten. Nur die allerengsten Familienmitglieder dürfen mich sehen und müssen sich dabei genau an die von ihr aufgestellten Regeln halten. Sie dürfen nicht zu laut sein, müssen sich vermehrt die Hände waschen und mir nicht zu nahe kommen.

Seit meiner Diagnose wohnen meine beiden Brüder, die zwölf und sieben Jahre alt sind, bei meinen Großeltern. Nur an den Wochenenden haben mein Opa und meine Oma für einige Stunden die Krankenhausschicht mit meiner Mutter getauscht, damit sie Zeit mit ihren jüngeren Kindern verbringen kann. Meine Großeltern versuchen die beiden so gut wie möglich abzuschirmen und bemühen sich, ihren Alltag aufrechtzuerhalten. Sie kontrollieren ihre Schulaufgaben, gehen mit ihnen auf den Fußballplatz, besuchen das Schwimmbad oder machen Ausflüge.

Am Nachmittag kommen meine Brüder bei uns vorbei. Als sie mir mit den weißen Atemschutzmasken gegenübertreten, die meine Mutter aus dem Krankenhaus mitgebracht hat, habe ich kurz das Gefühl, die Chemotherapie habe auch mein Gehirn angegriffen. So skurril und unwirklich erscheint mir der Anblick der beiden. Spontan denke ich an einen Film, in dem ein gefährliches Killervirus aus einem unterirdischen Geheimlabor gestohlen und freigesetzt wird, um die gesamte Menschheit zu bedrohen. Gerade will ich mich als großer Bruder über den Aufzug der beiden lustig machen, als mir bewusst wird, dass ich allein der Grund für ihre Vermummung bin. Ich fühle regelrecht, wie die Couch, auf der ich liege, in den Boden einsinkt. Wie ekelhaft muss ich sein, dass die Menschen mir nur noch mit Mundschutz gegenübertreten dürfen, wie aussätzig, dass sogar meine Familie es nicht wagt, ohne Atemschutz an meiner Seite zu stehen?

Meine Brüder scheinen die Situation als genauso befremdlich zu empfinden, begrüßen mich knapp und sehen dann schweigend auf mich hinunter. Ich habe das Gefühl, dass sie nicht wissen, wie sie sich mir gegenüber verhalten sollen. Woher sollten sie auch? Ich habe umgekehrt auch keine Idee, was ich ihnen erzählen könnte. Ich bin ausgebrannt und müde. Es ist, als hätten wir uns seit der Nikolaus-Feier in Fremde verwandelt. Die Erinnerung an gemeinsame Spiele und Streiche scheint aus einem uralten Film zu stammen, der längst zu Ende ist.

Angesichts dieser Beklemmung bin ich froh, als meine Mutter heranrauscht, um die beiden gleich wieder zu verscheuchen. »Wer weiß, welche Viren und Bakterien ihr mit euch herumschleppt, die für Nino gefährlich werden könnten«, schimpft sie.

Ich kann nicht sagen, ob meine Brüder verunsichert oder beleidigt aussehen. Wahrscheinlich ist es eine Mischung aus beidem. Meine Mutter ruft sie zu sich in die Küche, um ihnen eine Jause zu richten und sie so von mir abzulenken.

Meinen Speiseplan hat meine Mutter nach Rücksprache mit mehreren Ernährungsberatern komplett umgestellt. Ich darf nichts Rohes zu mir nehmen, keine Eier, kein Fleisch und keinen Käse essen, soll kein Nahrungsmittel, das irgendwelche Keime enthalten könnte, auch nur berühren. Eine herbe Enttäuschung.

Nach der Krankenhauskost, die mir nicht geschmeckt hat und nach der schrecklichen Übelkeit, die die Zytostatika bei mir verursacht haben, habe ich mich auf das gute Essen daheim gefreut. Essen ist schon immer eine meiner Leidenschaften gewesen. Ein Teller Mozzarella mit frischen Tomaten und Basilikum ist für mich ein Genuss sondergleichen. Nun muss ich weiter darauf verzichten, stattdessen alle paar Stunden ein Glas roten Rübensaft herunterwürgen, der angeblich meine Blutbildung anregen soll und den ich abscheulich finde. Ich bin wütend, dass niemand mir auch nur die kleinste Freude gönnen will.

»Nur weil der Saft rot ist, muss er noch lange keine solche Wirkung haben. Das ist doch lächerlich und reine Einbildung«, sage ich zu meiner Mutter. Aber sie besteht darauf, dass ich den Saft trinke. Sie bringt mir eine Tasse pürierte Gemüsesuppe, die sie, um meinen Magen zu schonen, kaum gesalzen hat. Ich lasse die ekelhafte Suppe unangetastet stehen und wende mich wieder dem Fernseher zu.

Ich bleibe weiter bei dem Sportkanal, auf dem ein Ländermatch zwischen Holland und Dänemark läuft. Die Aufnahmen von den um den Ball kämpfenden Stürmern und Verteidigern, dem konzentriert dreinschauenden Torwart und dem gelbe und rote Karten verteilenden Schiedsrichter lenken mich ab. Ich ärgere mich über das von einem Linienrichter fälschlich angezeigte Abseits und freue mich über die richtige Entscheidung des Trainers, den schwach spielenden linken Außenverteidiger zu wechseln. Wenigstens auf dem Bildschirm kann ich noch in meiner Fußballwelt leben.

Zwei Tage verbringe ich auf der Couch, werde von meiner Mutter versorgt, rühre mich kaum, gehe so selten wie möglich zur Toilette oder ins Bad, weil mich jede Anstrengung schmerzt. Ich wechsle meine Kleidung nicht, putze mir nicht die Zähne und kann schließlich meinen eigenen Schweiß riechen. Aber das ist mir gleichgültig. Nichts scheint mir in meinem Zustand noch von Bedeutung.

Am dritten Tag bekomme ich Fieber. Ungläubig betrachte ich die Anzeige des Thermometers. Ich will nicht wahrhaben, dass die Prognose des Arztes tatsächlich eingetreten ist. Meine Mutter springt auf. »Wir müssen sofort ins Krankenhaus! Du brauchst dringend Antibiotika gegen die Infektion«, sagt sie. Ihre Hektik ist mir zuwider. Während sie die schon vorsorglich mit unserer Kleidung und unserem Waschzeug gepackte Tasche holt, aufgeregt nach dem Autoschlüssel und ihrem Handy sucht, bin ich seltsam ruhig.

Alles nochmal von vorne, denke ich resigniert und verabschiede mich wieder von meinem Zuhause. Als wir hinaus auf die Straße treten, schaue ich in den wolkenverhangenen Himmel. Es kommt mir vor, als würde die graue Decke langsam und bedrohlich näher rücken.

22

Ich bin wieder eingesperrt. Ich liege in demselben engen Zimmer mit denselben giftgelben Wänden, meine Mutter nur wenige Zentimeter neben mir. Meine Ruhe ist fort. Mein Handrücken ist zerstochen von den vielen Versuchen, mir einen korrekten Zugang zu legen. Meine Haut erscheint mir so porös wie altes Pergamentpapier. Ich bin so unglaublich wütend, dass ich nicht weiß, wohin mit meinem Hass. Wenn eine der unerfahrenen Krankenschwestern den Raum betritt, möchte ich ihr einfach nur noch ins Gesicht treten. Es würde unsympathisch klingen, vielleicht sogar geisteskrank, wenn ich es jemandem erzählen würde, aber so ist es eben.

Ich will keine Ärzte sehen, weder kontrolliert noch begutachtet werden, keinen ihrer Berichte hören, nichts von ihren Prognosen wissen und nicht einmal mehr mit den sympathischeren von ihnen sprechen. Am meisten hasse ich den Anblick der gelben Mappe mit meinen gesammelten Daten. Hätte ich ein Feuerzeug, ich würde diese Mistmappe ohne zu zögern anstecken, während meine Mutter schläft oder auf der Toilette ist. Wenn mein Zimmer und das ganze Krankenhaus dabei mit abbrannten, umso besser. Ich will keine Therapiepläne, keine Ratschläge bezüglich meiner Ernährung und keine Aufforderung, doch ein paar Schritte zu laufen oder mich mit anderen Patienten zu unterhalten.

Auch das Gesicht meiner Mutter kann ich nicht mehr sehen. Ich belle zurück, wenn sie mich anspricht, sage ihr, dass sie auf die Terrasse oder in die Cafeteria verschwinden soll, weil ich sie nicht bei mir haben will. Ich beschimpfe sie als Möchtegernärztin und Besserwisserin, mache mich über ihre Ratgeber lustig, wiederhole ständig, wie lästig ihre Gegenwart für mich ist. Ganz gegen ihr früheres Verhalten, erwidert sie nichts, steht auf und geht wortlos aus dem Zimmer, wie ich es mir gewünscht habe. Dabei wirkt sie weder beleidigt noch gekränkt. Es hat mehr den Anschein, dass sie bereit ist, alles zu tun, selbst wenn es sie verletzt, damit ich mich besser fühle. Aber gerade das steigert meine Wut nur noch mehr.

Bei meinem nächsten größeren Wutausbruch ist mein Opa zufällig anwesend und schreitet ein. Er erhebt sich von seinem Sessel, richtet sich zu seiner vollen Größe auf und sieht auf mich in meinem Bett herunter. Seine buschigen Brauen sind zusammengezogen, seine Stirn gerunzelt und die Augen dunkel. »So sprichst du nicht mit deiner Mutter, junger Mann«, sagt er.

Seine Stimme klingt tiefer als gewöhnlich und durchaus bedrohlich. Plötzlich ist da eine Distanz zwischen uns, wie ich sie noch nie erlebt habe, und die er noch dadurch unterstreicht, dass er mich nicht mit meinem Namen angesprochen hat. In strengem Ton erklärt er mir, wie viel meine Mutter für mich tue, wie sehr sie sich um mich sorge, dass sie ohne eine Sekunde zu überlegen, ihre Arbeit beendet und meine Geschwister zu ihm und meiner Großmutter gebracht habe, um nur noch für mich und meine Genesung da zu sein. Er fügt hinzu, dass ihr mein Leben weitaus wichtiger wäre als ihr eigenes und er mein momentanes Benehmen trotz meines schlechten Gesundheitszustandes nicht tolerieren werde.

Ich höre seine Worte und ein Teil von mir will sie verstehen, weiß genau, wie unmöglich und undankbar ich mich verhalte. Aber meine andere Hälfte ist immer noch voll Zorn und macht alles und jeden für mein Schicksal und das Eingesperrtsein verantwortlich. Deshalb entschuldige ich mich nur halbherzig und mehr, um meinen Opa zu besänftigen, als um meiner Mutter Willen.

Körperlich geht es mir nun mit jedem Tag noch schlechter. Die Übelkeit ist seit Beginn des zweiten Behandlungsblocks kaum noch zu ertragen. Jeden Morgen hoffe ich aufs Neue, dass mein Magen sich daran gewöhnen wird, glaube an eine Besserung, aber sie tritt nicht ein. Immer wieder muss ich mich übergeben, spüre keine Erleichterung, nur noch Krämpfe, das saure Brennen in meiner Kehle und das ständige Kreisen und Schwanken in mir, das meine Gedanken verwirrt.

Seit Beginn der Therapie habe ich acht Kilogramm an Gewicht verloren. Meine Arme und Beine sehen knochig aus, und die Muskeln haben sich zurückgebildet. Mein Waschbrettbauch ist verschwunden. Obwohl ich so dünn bin, hat sich an seiner Stelle ein kleiner Fettring gebildet. Ich kann nicht an mir heruntersehen, ohne Ekel vor mir selbst zu empfinden und meide den Anblick meines Körpers. Er erinnert mich nicht mehr im Entferntesten an den eines Sportlers.

Mein Blutbild wird von Tag zu Tag schlechter. Die Zahl der roten und weißen Blutkörperchen ist alarmierend gering, und die Ärzte warnen mich vor einer möglichen Anämie. Aufgrund der niedrigen Zahl roter Blutkörperchen in meinem Blut könne dieses den lebensnotwendigen Sauerstoff nicht mehr ausreichend zu den Zellen transportieren. Meine Organe wären unterversorgt und könnten letztendlich bleibende Schäden davontragen. Tatsächlich scheint mein Herz vermehrt zu pumpen, um den Sauerstoffmangel auszugleichen, denn ich bin ständig außer Atem, fühle mich müde und schlapp, obwohl ich beinahe den ganzen Tag im Bett verbringe.

Die Krankenschwestern versuchen, mich zum Trinken und Essen zu überreden, damit ich mich ein wenig erhole und meine Blutbildung angeregt wird. Aber ich bringe kaum etwas herunter. Abgesehen von der Übelkeit verursachen die Medikamente

Appetitlosigkeit, und mir beginnt vor dem Krankenhausessen regelrecht zu grauen. Mit Abscheu betrachte ich einen einfachen Toast, der vor mir auf dem Teller liegt. Der Schinken darin hat eine ledrige Konsistenz, der Käse riecht für mich schimmelig, und das Brot ist zäh. Pflichtschuldig kaue ich daran, aber der Bissen in meinem Mund wird immer mehr, beginnt sich auszudehnen und ihn zu füllen, sodass ich mich beinahe daran verschlucke. Ich kaue gegen die Masse aus Speisebrei an, bis ich sie letztendlich als groben Klumpen herunterwürge, der in meiner Kehle stecken zu bleiben droht und schwer wie Metall in meinem Magen landet. Den Rest lasse ich stehen.

»Du musst zumindest trinken, damit du regelmäßig urinieren kannst und deine Nieren gespült werden«, sagen die Krankenschwestern und Ärzte, aber ihre Appelle sind mir egal.

Eine mögliche Nebenwirkung der Zytostatika ist Mucositis, eine Entzündung der Schleimhäute, die sich bei mir besonders in der Mundhöhle bemerkbar macht. Auf der Innenseite meiner Wangen bilden sich schmerzhafte Bläschen, die jucken und brennen. Die Bläschen werden von Tag zu Tag mehr und bedecken meine Mundhöhle bald vollständig. Mein ganzer Mund fühlt sich eitrig und offen an, als hätte mir jemand dort tausende Schnitte mit einem scharfen Messer zugefügt und danach in den Wunden gebohrt, sie vergrößert und weiter aufgerissen. Jeder Bissen fühlt sich daher jetzt wie ein kantiger Gegenstand mit unzähligen Spitzen an, kratzt an meinen Wangen, der Zunge, am Gaumendach und dem Schlund. Das Schlucken und Kauen bereitet mir furchtbare Schmerzen.

Das steigert den Appetit natürlich ungemein.

Meine Bereitschaft, Nahrung oder Flüssigkeit zu mir zu nehmen oder mir gar die Zähne zu putzen, sinkt jeden Tag weiter. Verzweifelt redet meine Mutter auf mich ein, erklärt mir, wie notwendig ich die Energie von gesunden Lebensmitteln für meine Blutbildung und die Abwehrkräfte brauche, wie wichtig gerade jetzt eine ordentliche Mundhygiene ist, um eine noch schlimmere Infektionen zu verhindern.

Meine Mahlzeiten bestehen jetzt hauptsächlich aus Suppen und Säften, die ich manchmal widerwillig in mich hineinlöffle und an anderen Tagen unberührt stehen lasse. Mehrmals täglich muss ich meinen Mund mit Betaisodona spülen, das meine angegriffenen Schleimhäute desinfizieren soll. Meine Zähne sind davon dunkel verfärbt, und ich öffne meinen Mund kaum noch, weil ich mich für meinen Anblick schäme. Ohnehin habe ich weder Lust zu sprechen, noch Energie dafür, und versinke so immer tiefer in ein bleiernes Schweigen.

Langsam wird mein Krankenhauszimmer, das mir seit Beginn meines Aufenthalts so verhasst war, zu einem Rückzugsort. Es ist meine Burg, in der ich mich verschanze. Ich will den Raum nicht mehr verlassen. Mir graut vor all den Untersuchungen, die ich außerhalb des Zimmers über mich ergehen lassen muss. Meine Kraft ist so weit geschwunden, dass mich jede Bewegung Überwindung kostet. Aufzustehen bedeutet Qual. Anstatt sich nach meinem Willen anzuspannen, sind meine Muskeln schlaff und nachgiebig, fühlen sich kalt und energielos an. Der Infusionsständer ist ein lästiger Begleiter. Bei jeder größeren Bewegung werde ich daran erinnert, mit ihm verbunden zu sein, spüre das Ziehen des Zugangs in meiner Vene, die sich inzwischen wund und aufgescheuert anfühlt. Ich will den Fremdkörper in mir loswerden, wünsche mir nichts mehr, als die Verbindung zu kappen und meinen Körper wieder zu einem geschlossenen System zu machen.

An einem Nachmittag kommt meine Großmutter zu Besuch. Sie will wohl die Stimmung auflockern, mich aus meinen trüben Gedanken reißen. »Na, und wie geht es deinem Freund so?«, fragt sie.

Ich sehe sie an wie ein Gespenst. Welchen Freund meint sie? Da bemerke ich, dass ihr Blick auf den Infusionsständer gerichtet ist, an den ich mich stehend klammere, um nicht zusammenzusacken. Eigentlich sollte ich jetzt wohl lächeln, denke ich, denn der Witz ist gar nicht so schlecht.

23

Heute ist ein Röntgen meines Oberkörpers und Kopfes an der Reihe, weil die Ärzte feststellen wollen, ob der Tumor geschrumpft ist oder sich weiter ausgedehnt, vielleicht sogar Metastasen gebildet hat. Falls Letzteres geschehen ist, brauche ich mir keine Sorgen mehr zu machen. Über die Behandlung, die Nebenwirkungen und meinen Zustand jedenfalls nicht. Dann werde ich in die schöne Welt der Palliativmedizin eintreten, in der ich nicht mehr mit Giften gequält, sondern sediert werde. Dann werde ich statt Zellgift nur noch die erlesensten Drogen bekommen, um meine letzten Tagen und Wochen so angenehm wie möglich zu verbringen.

Ich kann nicht mehr. An die Stelle des Widerstandes gegen den Umgang mit mir ist eine Schwärze getreten, die sich nicht in Worte fassen lässt und die nicht von meinem Ich auszugehen scheint. Mein Bewusstsein ist in einem Auflösungsprozess, ebenso wie mein Körper. Lästig sind mir nur noch Schmerz und Schwäche, die ich um jeden Preis abstellen möchte.

Eine Schwester betritt mein Zimmer. Wie immer lächelt sie freundlich. Ich blicke an ihr vorbei. Sie fragt, ob ich in einem Rollstuhl zur Untersuchung geschoben werden will und ich bejahe. Je bequemer umso besser. Von meinem Ehrgeiz, meinem Wunsch nach Selbstständigkeit und Unabhängigkeit ist nichts mehr übrig. Ich kann davon träumen, auf meinen eigenen Beinen über den Fußballplatz zu laufen, mit meinen Teamkollegen um die Wette zu rennen oder meine Trainingsrunden zu drehen, aber die Wirklichkeit sieht anders aus. Das wird mir gerade endgültig klar.

Nach ein paar Schritten zu Fuß muss ich immer keuchend stehen bleiben, mich mit der Hand an einem Tisch oder einer Wand abstützen. Mein Herz rast, als wäre ich einen Marathon gelaufen, und mein Körper fühlt sich so ausgebrannt an, wie nach einer Meisterschaftssaison ohne Pause. Ich glaube, jeden Moment zusammenzubrechen, sehe mich hilflos zu Boden sinken und weiß, dass ich nicht einmal mehr die Kraft aufbringen werde, um Hilfe zu schreien.

Deshalb überlege ich keine Sekunde, ob ich das Angebot der Krankenschwester annehmen soll. Ich lasse mich von ihr in den Rollstuhl hieven.

Ich werde aus dem Zimmer gerollt und empfinde mich in dem Moment, als die Schwester die Tür hinter uns schließt, als völlig entblößt. Ich bin es gewohnt, auch beim Schlafen eine Unterhose zu tragen, aber unter dem Krankenhaushemd bin ich nackt. Ein kalter Luftzug streift meine Genitalien und ich fröstle, fühle mich unterkühlt. Es ist, als hätte man mich im Spätherbst und ohne Kleidung im Zentrum von Stockerau ausgesetzt und ich müsste mich nun in aller Öffentlichkeit betrachten lassen. Ich kann nichts gegen das Zittern meines Körpers unternehmen und meine Schwäche und Scham nicht mehr verbergen. Ich sehe andere Patienten und deren Eltern und senke schnell meinen Blick. Noch immer will ich trotz allem nicht dazugehören, mich von ihnen nicht als einen der ihren betrachten lassen.

Deshalb bin ich froh, als die Schwester den Rollstuhl weiterschiebt. Ich hoffe, dass sie den Weg zum Röntgenraum möglichst schnell zurücklegen wird und halte meinen Kopf die gesamte Fahrt über gesenkt.

Im Röntgenraum bittet mich die Schwester, mich auf die Liege zu setzen. Sie erklärt mir den Ablauf der Untersuchung und bringt eine Bleischürze, die meinen Unterkörper vor Strahlen schützen soll. Wozu, denke ich schwach, aber ich habe keine Lust, etwas zu sagen. Die Schürze ist verdammt schwer. Ich spüre ihr Gewicht an den Schultern, als hätte ein Ringer seine

Arme um meinen Hals gelegt und wollte nun versuchen, mich mit aller Gewalt zu Boden zu ziehen. Die Schwester bittet mich, aufzustehen und zum Röntgengerät zu gehen.

Ich will mich erheben, aber ich merke, wie mir die Kraft fehlt. Ich drücke mich gegen das Gewicht der Schürze hoch und mir wird schwindelig. Plötzlich taumle ich, fühle mich, als hätte ich viel zu lange geschlafen und wäre noch nicht in der Wirklichkeit angekommen. Einen Moment lang gelingt es mir, aufrecht zu stehen und ich denke: »Jetzt habe ich das doch noch geschafft.«

Die Krankenschwester spricht mich an, aber wie in einem Horrorfilm klingt ihre Stimme dumpf und verzerrt, wird mit jedem Wort tiefer und unverständlicher für mich. Ich sehe, wie sie sich abwendet, wie ihre Gestalt mit dem Hintergrund verschwimmt und sich auflöst. Es wird still und finster im Raum. Ich spüre noch, wie ich nach hinten kippe, bin plötzlich schwerelos, kann mich nicht mehr bewegen und nichts mehr beeinflussen. Einsam schwebe ich in der Dunkelheit.

»Jetzt sterbe ich«, denke ich.

Es ist nichts mehr in mir, das sich gegen diesen Gedanken auflehnt.

Julia

Diagnose Hirntumor
1998 im Alter von 10 Jahren

Julia lebt mit einem inoperablen Tumor in ihrem Gehirn. Drei Jahre lang wird sie im Wiener AKH behandelt, ist dort die meiste Zeit stationär aufgenommen, erhält Strahlen- und Chemotherapie. So lange, bis der Tumor auf eine akzeptable Größe geschrumpft ist und nicht mehr auf Teile ihres Hirns drückt. Für den Rest ihres Lebens muss Julia nun Medikamente schlucken und jeden Abend Hormone spritzen, da die Strahlentherapie einen Teil ihres Gehirns geschädigt hat, der für die Hormonausschüttung zuständig ist. Da sie im Körper für die Regulation wichtiger Stoffwechselvorgänge nötig sind, müssen sie künstlich zugeführt werden. Julia hat sich damit genauso abgefunden, wie mit der Tatsache, dass der Tumor in ihrem Kopf niemals zur Gänze verschwinden wird.

Sogar eine Krebserkrankung im Kindesalter hat zwei Seiten, sagt Julia. Sie habe während dieser Zeit Menschen kennengelernt, die ihr für immer so nahe stehen werden wie kaum jemand sonst. Selbst wenn diese heute tot sind. Ein solcher Mensch ist und bleibt ihre Freundin Helena.

Julia ist eine gute Schülerin. Nach dem Abschluss der Volksschule möchte sie in die auf Englisch geführte Europaklasse in einem Klagenfurter Gymnasium aufgenommen werden und schafft den schwierigen Test als eine der Besten. Doch zu ihrem Eintritt soll es länger nicht kommen. Julia klagt über Kopfschmerzen. So lange, bis ihre Mutter mit ihr den Kinderarzt aufsucht, der sie zur Magnetresonanztomographie überweist. Rasch wird klar, dass Julia an einem Hirntumor leidet. Als das verunsicherte Mädchen nach Wien ins AKH kommt, trifft sie auf Helena, die ebenfalls an einem Hirntumor leidet und bald zu ihrer besten Freundin wird. Obwohl Helena um einiges jünger ist als Julia, ist sie hier schon ein alter Hase. Sie zeigt Julia, an welchen Körperstellen die Spritzen am wenigsten weh tun, auf welche Weise man sich am besten von den Schmerzen ablenken kann, führt sie herum und stellt sie den anderen Patienten, Ärzten und Pflegern vor. Zwischen den beiden entwickelt sich eine Freundschaft, die so eng ist, dass sich die Mädchen bald als Schwestern empfinden. Doch als Julia im letzten Jahr ihrer Therapie drei Wochen in ihrer Heimat Kärnten verbringen darf, erhält ihre Mutter einen Anruf aus dem Krankenhaus. Erst zwei Tage danach bringt sie es fertig, ihrer Tochter davon zu erzählen. Helena, die an einem besonders aggressiven und schnell nachwachsenden Tumor gelitten hat, ist gestorben.

Julia kann die schreckliche Nachricht kaum begreifen und noch heute, über zwölf Jahre später, stehen ihr Tränen in den Augen, wenn sie über ihre »Schwester im Geiste« spricht.

Halt in all dieser Zeit gibt Julia ihre Mutter. Sie ist Tag und Nacht an ihrer Seite und ermuntert sie, immer weiterzukämpfen. »Das Einzige, was wir aufgeben, ist ein Brief«, klingen Julia ihre Worte im Gedächtnis. An Tagen, an denen Julia Ausgang hat, geht die Mutter mit ihr in den Wiener Prater, besucht mit ihr Ausstellungen oder spaziert mit ihr durch die Parks der Stadt, um sie von ihrer Krankheit abzulenken.

»Wäre sie nicht gewesen, ich wäre schon lange tot«, sagt die junge Frau. In einer besonders kritischen Phase der Behandlung hat die kleine Julia nur noch zwanzig Kilogramm Körpergewicht. Doch sie will weiterhin keine Nahrung zu sich nehmen, da ihre Mundhöhle und ihre Speiseröhre durch die Chemo- und Strahlentherapie entzündet sind und ihr ständig übel ist. So muss sie künstlich ernährt werden.

»Der Ausdruck in den Augen meiner Mutter und der unermüdliche Einsatz einer engagierten Lehrerin waren es, die mich wieder zum Essen gebracht haben«, erzählt Julia. »Meine Mutter hat mich damals angesehen, als glaubte sie, ich müsse nun sterben. Da habe ich beschlossen zu leben. Denn meine Mutter alleine lassen, das wollte ich auf keinen Fall.«

24

Als ich erwache, liege ich am Boden.

Ich erkenne zuerst das Gesicht meiner Mutter über mir, dann das einer fremden Frau. Beide sehen bestürzt und erleichtert zugleich aus. Nach einigen Sekunden dämmert mir, dass die unbekannte Person, die mich so besorgt ansieht, eine Krankenschwester ist, und ich frage mich, wo genau ich mich befinde. Langsam kommen die Erinnerungen. Ich sehe den Röntgenraum, fühle das Gewicht der Bleischürze und den Schwindel.

»Das war wohl etwas viel für dich«, höre ich die Schwester sagen. Sie meint, dass wir die Untersuchung verschieben werden.

»Gott sei Dank bist du wach, Nino«, sagt meine Mutter, und ich sehe Tränen in ihren Augen.

»Ja, ich hab auch gedacht, dass ich tot bin«, antworte ich schlagfertig und versuche zu lächeln. Das nennt man wohl Galgenhumor.

Meine Mutter schluckt. Ich habe ihre Gedanken erraten. Die Schwester erklärt inzwischen, dass sie sich nur kurz umgedreht habe, aus dem Raum gehen wollte, um von außen das Röntgengerät zu bedienen, da habe sie schon den Aufprall gehört. Sie habe dann sofort meine Mutter aus unserem Zimmer rufen lassen, weil sie nicht gewusst habe, wie ernst die Lage sei, aber zum Glück hätte ich nur einen Kreislaufzusammenbruch erlitten.

Ich blinzle und schweige, kann mich noch immer nicht bewegen. Gemeinsam heben mich die beiden Frauen in den Rollstuhl, versuchen mich so bequem wie möglich hineinzusetzen und schieben mich zum Aufzug. Diesmal ist es mir gleichgültig, ob mich die anderen Patienten oder irgendwelche Besucher in meinem Krankenhauskittel sehen, mich neugierig betrachten oder sich fragen, woran ich leide. Ein weiteres Stück Selbstachtung und damit auch ein weiteres Stück Leben scheint von mir abgefallen zu sein. Dabei war ich schon vor der Untersuchung sicher, den Tiefpunkt längst erreicht zu haben. Irgendwie gelange ich in mein Bett, schließe die Augen und schlafe sofort ein.

Ich weiß nicht, wie viele Stunden ich geschlafen habe, ob ich dazwischen geweckt wurde, um in eine Flasche zu urinieren oder etwas Flüssigkeit zu mir zu nehmen, oder ob ein Arzt bei mir war, um mich zu untersuchen. Ich kann mich weder daran noch an einen Traum erinnern. Überhaupt unterscheidet sich mein momentaner Wachzustand nur noch wenig von einem Dämmerschlaf. Ich bin von einem Nebel umgeben, kann keinen klaren Gedanken fassen, krümme mich unter den immer wieder auftretenden Krämpfen und kämpfe gegen das Erbrechen. Die Kontrolle über meinen Körper scheint mir komplett entglitten zu sein und ich habe das Gefühl, gerade noch so am Leben erhalten zu werden.

Mittlerweile ist mir allerdings klar, dass mein Eindruck, am Tiefpunkt angelangt zu sein, jederzeit durch eine weitere Verschlimmerung meines Zustands widerlegt werden kann. Man stirbt nur einmal. Darum weiß man nicht, wann der Tod wirklich kommt. Es dauert fast zwei ganze Tage, bis ich mich von dem Zusammenbruch so weit erholt habe, dass ich mich wieder ein wenig spüre, doch körperlich geht es dennoch weiter bergab.

Am nächsten Morgen erwache ich mit Haaren im Mund. Ich trage meine Haare gerade etwas länger, und in den vergangenen Wochen ist mir schon aufgefallen, dass ich am Morgen mehr als sonst von ihnen auf meinem Kissen finde, aber diesmal ist der Verlust massiv. Ich spucke ein paar Mal aus, wische mir mit der Hand über die Lippen, aber noch immer fühle ich das lästige Kitzeln in meinen Mundwinkeln. Vorsichtig streiche ich mit den Fingern über meine Zunge, meine Zähne und zucke vor Schmerz zurück, weil ich die entzündeten Eiterbläschen an der Innenseite meiner Wangen trotz aller Vorsicht berührt habe. Nervös fahre ich mir durch das Kopfhaar und spüre, wie sich die Wurzeln eines fingerdicken Büschels ohne den geringsten Widerstand aus der Kopfhaut lösen.

In diesem Moment habe ich das Gefühl, mein Körper will nicht mehr, will mir zeigen, dass er bereit ist, aufzugeben. Ich erstarre. Ich rühre mich keinen Millimeter mehr, liege angespannt in meinem Bett, um kein weiteres Haar durch eine noch so kleine Bewegung zu verlieren, während die Übelkeit in meinem Magen pumpt.

Vielleicht kann ich den Verlust noch aufhalten, ihn stoppen oder am besten ungeschehen machen, denke ich verzweifelt. Plötzlich ist es so offensichtlich, wie krank ich bin, welche aggressive Behandlung notwendig ist, um mich überhaupt retten zu können. Wobei es auch noch alles andere als sicher ist, dass sie gelingt. Ich spüre, wie sich die Angst um meinen Hals legt und mich zu würgen beginnt.

Eigentlich ist es doch lächerlich, wegen der Haare plötzlich auszurasten, denke ich. Schon seit Tagen habe ich mich doch innerlich aufgegeben und jetzt plötzlich rast eine ungekannte Todesangst in mir, nur weil mir ein Büschel Haare fehlt? Aber ebenso wenig, wie ich vorher etwas gegen meine Resignation und meine Gefühllosigkeit ausrichten konnte, kann ich jetzt etwas gegen die Panik tun, die in mir wütet. Mein Herz schlägt schneller und ich bekomme kaum noch Luft.

Meine Mutter, die immer wachsam ist, bemerkt meine Veränderung sofort. Rasch lässt sie ihren Blick über mich und meine Umgebung schweifen, erkennt die große Zahl ausgefallener Haare auf meinem Kopfkissen und legt mir die Hand auf die Schulter. »Jetzt bekommst du einen neuen Haarschnitt«, sagt sie ruhig, erwähnt mit keinem Wort die Ursache für diese Veränderung, und ich bin ihr plötzlich sehr dankbar.

Sie verlässt das Zimmer, um einen Rasierapparat zu besorgen und kommt kurze Zeit später zurück. Sie hilft mir ins Badezimmer und beginnt mit der Rasur. Verzweifelt versuche ich an eine Filmszene zu denken, in der einem mutigen Krieger vor seinem Kampf die Haare geschoren werden, doch es gelingt mir nicht, bei den positiven Bildern zu bleiben. Ohne Haare werde ich nur noch kränker und verletzlicher aussehen, denke ich.

»In meiner Modezeitschrift steht, nächsten Frühling trägt man kurz«, sagt meine Mutter unvermittelt. Der Witz ist so schlecht, dass ich tatsächlich kurz grinsen muss.

25

Allerdings ist mein Verfall nun endgültig für alle offensichtlich. Ich kann ihn nicht mehr verstecken und auch mir selbst gegenüber nicht mehr verleugnen. Ich habe weder Haare am Kopf, noch Augenbrauen oder Wimpern, habe inzwischen zehn Kilo verloren und meine Muskeln sind kaum mehr vorhanden. Ich keuche bei jeder Bewegung und habe beim Stehen und Gehen das Gefühl, mit einem Haufen schwerer Steine beladen zu sein, die mich zu Boden ziehen wollen. Ich übergebe mich häufig, hänge noch immer Tag und Nacht an den Infusionen und muss zur Kontrolle weiterhin regelmäßig in eine Flasche urinieren.

Als der zweite Chemotherapieblock beendet ist, soll ich erneut entlassen werden. Wieder darf ich die Behandlungspause zuhause verbringen, bis Fieber auftritt. Wieder fährt meine Mutter schon vor mir nach Stockerau, um unser Haus für meine Ankunft vorzubereiten. In diesen Tagen wirkt sie gereizt und nervös. Auch sie scheint ihr positives Denken nicht mehr ewig weiter aufrechterhalten zu können. Fast kommt es mir vor, als hätte sich mein schlechter Gesundheitszustand auf sie übertragen. Ihre Haltung ist gebückt, ihre Wangen sind eingefallen und ihre Haut unnatürlich blass. Zumeist ist sie unansprechbar, betet in jeder freien Minute zu meinen Zellen, putzt und wäscht, schrubbt und desinfiziert, um die Angst ein wenig zu vertreiben.

Als ich heim komme, ist die Stimmung auch bei den übrigen Familienmitgliedern noch angespannter als beim ersten Mal. Rasch merke ich, dass alle meine Verwandten nervös sind. Ich erkenne es daran, wie sie mir gegenübertreten, mir beim Sprechen nicht länger in die Augen sehen, so als wollten sie vermeiden, dass ich die Anspannung in ihren Blicken entdecke. Auch sie wissen nicht, wohin die Reise geht. Werde ich den Tumor besiegen? Und selbst wenn, werde ich jemals wieder der Nino sein, den sie kennen? Das fragen sie sich bestimmt. Möglicherweise werde ich mich von der Therapie nur ungenügend erholen und für immer ein Pflegefall bleiben, nie wieder Fußball spielen oder sonstigen Sport treiben können, ein völlig anderes Leben führen und auf ihre ständige Hilfe angewiesen sein.

Sie sehen meinen haarlosen Kopf, die fehlenden Augenbrauen und Wimpern, meinen ausgemergelten Körper mit den geschrumpften Muskeln, die braun verfärbten Zähne, und mein Aussehen verstärkt ihre Befürchtungen noch. Wie ich fühlen sie sich hilflos und allein gelassen und müssen sich bemühen, es mir nicht zu zeigen, um mich zu schonen. Trotzdem bemerke ich ihre Unsicherheit, höre wie leise und vorsichtig sie mit mir sprechen, sehe, wie besonders rücksichtsvoll sie sich benehmen. Meine Todesangst wächst von Neuem.

Um mich und vielleicht auch sich selbst von den nagenden Gedanken abzulenken, will mir mein Vater etwas Gutes tun. Da ich schon bei meinem letzten Aufenthalt zu Hause kaum Kraft hatte, mich zu bewegen, und meine Tage auf der Couch vor dem Fernseher verbracht habe, hat er Pay-TV für mich bestellt. Er zeigt mir eine Werbezeitschrift der Firma, blättert darin und deutet auf die Senderliste und das Programm. Auf den Sportkanälen des bezahlten Fernsehens könne ich beinahe rund um die Uhr Fußballspiele aus aller Welt verfolgen, erklärt er mir stolz.

Ich freue mich sehr über diese Ablenkung und bin meinem Vater, von dem ich in den vergangenen Wochen nicht viel bemerkt habe, wirklich dankbar. Nur meine Mutter ist skeptisch. Über unsere Schultern hinweg betrachtet sie, ihre Hände in die Hüften gestützt, das Prospekt. Sie habe nichts gegen das Fernsehen an und für sich einzuwenden, obwohl sie es lieber sähe, wenn ich mehr herumginge, mich wenigstens ein bisschen bewegte, sagt sie. Aber sie wolle einfach nicht, dass fremde Leute unser Haus betreten. »Was ist, wenn sie gefährliche Keime hereinbringen?«, fragt sie meinen Vater, »du weißt doch, wie anfällig Nino jetzt ist. Willst du dieses Risiko wirklich eingehen?«

»Die Installation ist ja in ein paar Minuten erledigt«, meint mein Vater und zuckt mit den Schultern. Ich habe das Gefühl, dass er langsam beginnt, meine Mutter für hysterisch zu halten und ihre Maßnahmen übertrieben findet.

Die Mitarbeiter des Pay-TV-Senders kommen am nächsten Morgen. Es sind zwei junge Männer in Arbeitskleidung. Mein Vater öffnet die Tür und lässt die beiden herein. Er führt sie ins Wohnzimmer und zeigt ihnen unsere Fernsehanlage.

In diesem Moment betritt meine Mutter den Raum. Sie bleibt wie angewurzelt stehen, betrachtet mit aufgerissenen Augen die beiden Eindringlinge und dann meinen Vater. »Bist du völlig wahnsinnig?«, schreit sie.

Mein Vater und ich zucken zusammen. Wir haben sie noch nie so laut schreien gehört. Die beiden Arbeiter stehen erstarrt, bewegen sich keinen Millimeter mehr und betrachten erschrocken meine Mutter.

»Was ist los?«, fragt mein Vater, und seine Stimme klingt ehrlich verunsichert. Seine Ahnungslosigkeit scheint meine Mutter allerdings noch weiter aufzuregen, denn ihr blasses Gesicht läuft rot an. Anklagend deutet sie auf die Füße der Arbeiter.

»Du kannst sie doch nicht mit ihren Straßenschuhen in unser Haus lassen! Du bist wirklich so ein rücksichtsloser Idiot!«, brüllt sie über die Köpfe der beiden Männer hinweg meinen Vater an, als wären die Arbeiter nicht vorhanden. Sie schreit, dass sie hier stundenlang alles desinfiziert, geputzt und gereinigt habe, dass Besucher nicht umsonst Atemschutzmasken tragen müssten. Sie wirft meinem Vater vor, dass ich ihm egal wäre und er das Fernsehen in Wahrheit nur für sich selbst bestellt hätte, beschimpft ihn als ignorant und egoistisch, nennt ihn fahrlässig und dumm.

Langsam wird auch mein Vater rot. Er hebt abwehrend seine Hand. So lasse er nicht mit sich reden, schließlich habe er es nur gut mit mir gemeint und mir eine Ablenkung verschaffen wollen. Was sie sich einbilde, vor Fremden und überhaupt auf diese Weise mit ihm zu sprechen, schreit er zurück, doch meine Mutter ignoriert ihn und wendet sich stattdessen den beiden Firmenmitarbeitern zu. »Verlassen Sie auf der Stelle mein Haus«, sagt sie mit einem so drohenden Unterton in ihrer Stimme, dass die zwei Männer nicht ein Wort erwidern.

Grußlos verschwinden sie aus unserem Wohnzimmer, werfen sich beim Gehen eindeutige Blicke zu und sind sichtlich erleichtert, dem Zentrum der Auseinandersetzung entkommen zu sein.

Kaum haben sie den Raum verlassen, fängt meine Mutter schon wieder zu schreien an. Meine Brüder, die ein paar Stunden zu Hause verbracht haben, sind aus ihren Zimmern gekommen und lauschen dem Streit im Stiegenaufgang. Ich sehe sie dort dicht nebeneinander stehen. Sogar der größere der Beiden sieht auf einmal sehr klein und verlassen aus.

Es fühlt sich an, als würde ein riesiges Unwetter über uns hereinbrechen. Wie in einem Katastrophenfilm ohne Ton sehe ich den Mund meiner Mutter auf- und zuklappen, sehe das wutverzerrte Gesicht meines Stiefvaters und die ängstlich aufgerissenen Augen meiner Brüder, während über unserem Haus schwere dunkle Wolken aufziehen. In kürzester Zeit hat sich ein mächtiger Orkan aufgebaut, dem wir nicht entfliehen können. Der Wirbelsturm reißt das Dach von unserem Haus, dessen Mauern über uns zusammenbrechen und unsere Familie darunter begraben.

26

Auch wenn es nicht ganz so dramatisch gekommen ist, wie ich es mir in diesem Moment ausgemalt habe, ist das Zerwürfnis zwischen meinen Eltern doch ernst. Sie schreien einander mehr oder weniger die ganze folgende Nacht an und hören erst damit auf, als mein Stiefvater zur Arbeit fahren muss. Irgendwie habe ich das Gefühl, für diesen Streit durch meine Krankheit verantwortlich zu sein. Aber da ich dringendere Sorgen habe, allen voran die, ob ich bald tot sein werde, gelingt es mir ganz gut, diese Schuldgefühle als Nebensächlichkeiten beiseite zu schieben.

Das einzige, was mir derzeit ein wenig das Gefühl von Sicherheit gibt, ist das Haus, in dem ich aufgewachsen bin. Auch wenn mir die Wege darin nun weiter erscheinen. Die altbekannte Einrichtung, die Zimmer, in denen wir Brüder getobt, gespielt und gestritten haben, in denen wir gelacht und geweint haben sowie der Blick auf den Garten vor dem Fenster sind mir vertraut. All das will ich gerade unter keinen Umständen verlassen, so als könne der Tod mich hier nicht holen, als würde er sich hier nicht hineintrauen.

Aber schon am Morgen nach dem Streit meiner Eltern bekomme ich Fieber. Diesmal ist meine Mutter nicht so aufgeregt wie beim letzten Mal. Vermutlich hat sie nach dem stundenlangen Schreien und Diskutieren auch keine Kraft mehr dafür. Sie steckt das Thermometer zurück in seine Hülle, bückt sich zu mir hinunter, legt mir ruhig die Hand auf die Schulter und sagt: »Komm Nino, wir müssen ins Krankenhaus fahren.«

Ich höre das verhasste Wort und sehe die Ärzte, die mich bei der morgendlichen Visite von oben herab betrachten, sich zu fünft über mich beugen, mich abtasten und beurteilen. Ich schmecke bittere Flüssigkeit in meinem Mund, fühle ein saures Brennen in meiner Kehle und spüre Nadelstiche am ganzen Körper. Jemand leuchtet mir mit einem grellen Licht in die Augen, blendet mich, während er auf mich einredet, dann werde ich in eine enge Röhre geschoben, aus der ich mich nicht mehr befreien kann, und mir wird schlecht.

Ich sehe meiner Mutter ins Gesicht und verschränke die Arme. »Nein«, sage ich, »ich gehe hier nicht weg. Da kannst du machen, was du willst.«

»Sei doch nicht so unvernünftig, Nino. Du musst jetzt Antibiotika gegen deine Infektion einnehmen«, versucht sie mir ins Gewissen zu reden. Aber ich spanne meinen Körper an, spreize die Beine und stemme sie mit all meiner verbliebenen Kraft in den Stoff der Couch, verkeile mich darin wie ein Brett. »Ich bleibe«, sage ich, und hefte meinen Blick, um zusätzliche Stabilität zu gewinnen, geradeaus an die Wand.

Meine Mutter spricht mit mir, sie bittet und erklärt, fleht mich an, aber ich verweigere. Eine Stunde lang redet sie auf mich ein, wird immer verzweifelter, ringt die Arme, jammert und schreit. Schließlich steht sie wortlos auf und verlässt das Haus. Ich sehe ihr nicht nach, als sie die Tür hinter sich schließt. Ich weiß nicht, was sie vorhat und es ist mir auch gleichgültig. Fest steht, ich gehe nicht aus dem Haus.

Nach einer halben Stunde, während der mir ziemlich langweilig wird und in der ich mich darüber zu ärgern beginne, dass es jetzt doch kein Pay-TV gibt, kommt meine Mutter mit meinem Großvater zurück. Als ich ihn erkenne, verdrehe ich meine Augen. Mit hätte klar sein müssen, dass sie ihn um Hilfe bitten wird.

»Ich geh nicht mehr ins Krankenhaus, da könnt ihr machen, was ihr wollt!«, schreie ich die beiden an. In meinem Leben habe ich noch nie so mit meinem Opa gesprochen, der für mich eine

Respektsperson ist und vor dem ich immer die größte Achtung gehabt habe. Aber bei diesem letzten Aufbäumen ist selbst er mir gleichgültig.

Mein Opa sagt nichts, er beugt sich nur stumm über mich, greift mich unter den Armen und zieht mich in eine Sitzposition hoch. »Du nimmst die Füße!«, ruft er meiner Mutter zu, während ich versuche, um mich zu schlagen, zu treten, zu beißen und zu kratzen wie ein kleines Kind. Es ist eine matte Gegenwehr, nicht mehr als ein kurzes Aufflackern, denn meine Kraft ist schon nach wenigen Sekunden aufgebraucht.

»So stark wie du im Moment bist, bin ich noch lange«, sagt mein Opa.

Da hat er leider Recht. Gemeinsam tragen mich die beiden ins Auto. Ich fühle mich so hilflos wie ein Baby, als sie mich auf den Rücksitz setzen und mich angurten. Ich spüre, wie mir Tränen der Wut in die Augen steigen und blinzle dagegen an, sehe zur Seite, will nicht, dass sie meine Niederlage erkennen. Noch vor wenigen Wochen wäre es den beiden niemals gelungen, mich gegen meinen Willen in ein Auto zu schnallen.

»Es ist doch nur zu deinem Besten«, sagt mein Opa mit jetzt wieder sanfter Stimme, und meine Mutter nickt.

27

Diesmal sind wir im Krankenhaus in einem anderen Zimmer untergebracht. Ich kann nicht viel Unterschied zu dem vorherigen erkennen. Es hat dieselbe Größe, eine ähnliche Einrichtung und dieselben Wände. Der einzige Unterschied besteht darin, dass der Raum durch eine schmale Oberlichte aus Mattglas vom nächsten getrennt ist und am Abend der Schein der Lampe aus dem Nachbarzimmer herüberdringt. Vielleicht soll dieses kleine zusätzliche Fenster ein Gefühl von mehr Freiheit vermitteln, aber es bleibt wirkungslos für mich.

Gleich nachdem ich das Zimmer bezogen habe, fallen sie über mich her. Nehmen mir Blut für ihre Kulturen ab, um festzustellen, welche Krankheitserreger für die Infektion verantwortlich sind. Sie kommen zurück und werfen mit Begriffen um sich, die ich nicht kenne und die mir nichts sagen. Auf irgendeinem Krankenblatt lese ich schließlich Staphylokokkus epidermidis und muss automatisch an ekligen grünen Bakterienschleim denken, der unsichtbar für unsere Augen meine Haut überzieht.

Ein paar Tage lang bekomme ich verschiedene Antibiotika. Die Infektion muss abklingen, damit mein Körper das notwendige Mindestmaß an Abwehrkraft hat, um den nächsten Chemotherapieblock überhaupt zu überstehen. Ich bin alles andere als sicher, dass er das schaffen wird. Ein drittes Mal soll ich nun gegen den Krebs antreten, soll wieder kämpfen und habe jetzt schon keine Reserven mehr. Ich glaube nicht mehr daran, dass mein Zustand sich so weit bessern wird, um wieder mit der Chemotherapie beginnen zu können. Doch nach vier Tagen und unzähligen Kontrolluntersuchungen geben die Ärzte ihr Okay.

Als mir der Zugang für die Infusion gelegt wird, schließe ich die Augen. Ich spüre den Stich der Nadel, fühle das Brennen der Eiterbläschen in meinem Mund, den bitteren Geschmack der bräunlichen Flüssigkeit, die Schwere und Trägheit meiner Gliedmaßen und die Schmerzen, die jede Bewegung verursacht. Ich weiß, dass die Übelkeit mich nun bald wieder überschwemmen wird, dass mich die Schwester regelmäßig zum Urinieren drängen wird, zum Essen, zum Aufstehen, fürchte mich vor den Untersuchungen, den Visiten, der Bekanntgabe von positiven und negativen Ergebnissen, der Ungewissheit.

Schlafen, denke ich. Einfach nur schlafen und nichts mehr spüren. Vielleicht nie mehr aufwachen. Wäre das nicht eine Erleichterung? Meine Mutter spricht zu mir. Ihre Worte klingen von weit her. Ich verstehe nicht, was sie mir sagen möchte, höre das Drängen in ihrer Stimme und will ihm ausweichen. »Ich bin so müde, Mama«, sage ich leise. Sie greift nach meiner Hand. Ich spüre ihre Berührung wie ein Ziehen, als wollte sie versuchen, mich so bei sich zu behalten und mich zum Wachbleiben zu überreden, doch meine Müdigkeit ist stärker und ich sinke in die Finsternis.

Als ich aufwache, sitzt meine Großmutter auf einem Stuhl neben meinem Bett. Sie betrachtet den Infusionsständer an meiner Seite und grinst mich an. »Ich hab gehört, du liegst den ganzen Tag herum, anstatt dich zu bewegen. So kenn ich dich gar nicht. Geh doch ein Stückchen mit deinem Freund«, sagt sie und zeigt auf den Infusionsständer.

»Oma, den Witz hast du schon einmal gemacht. Ich hab keine Kraft«, murmle ich und drehe mich in die andere Richtung. Ich weiß, dass sie gekommen ist, um mich aufzumuntern. Vermutlich hat meine Mutter um ihre Hilfe gebeten, weil sie nicht mehr weiß, wie sie mich noch zum Kämpfen motivieren soll. Wahrscheinlich wäre es ihr sogar lieber, ich würde schreien und sie beschimpfen, als teilnahmslos herumzuliegen, aber ich kann ihr den Gefallen nicht tun. Ich bin meiner Mutter nicht mehr böse, dass sie sich um mich bemüht und rund um die Uhr bei mir ist. Ich will sie nicht mehr bekämpfen, will auch nicht mehr allein sein, aber ich sehne mich nach Dunkelheit und Schlaf.

Meine Großmutter redet unterdessen weiter auf mich ein. Ich kenne sie als positiven Menschen und als Optimistin, und sie klingt beinahe so zuversichtlich und gut gelaunt wie immer. Trotzdem höre ich einen Unterschied in ihrer Stimme, den ich nicht benennen kann und der mir sagt, dass auch sie weiß, wie es um mich steht.

In der Nacht weckt mich ein greller Blitz. Ich blinzle, reibe mir die Augen und sehe mich liegend um. Meine Großmutter ist längst gegangen. Es ist so still im Zimmer als wäre ich alleine hier. Angestrengt schaue ich aus dem Fenster. Die Vorhänge sind ein Stück weit geöffnet und ich kann von meinem Bett aus den schwarzen Himmel erkennen. Er muss wolkenverhangen sein, denn ich sehe weder den Mond, noch einen einzigen Stern. Ein Wintergewitter, denke ich und warte auf den Donner. Er kommt nicht. Stattdessen blitzt es erneut. Gleich darauf noch einmal. Langsam hebe ich den Kopf, greife nach dem Metalldreieck über meinem Bett und ziehe mich daran mit aller Kraft in eine Sitzposition hoch.

Ich betrachte meine Mutter, die mit einem ihrer Ratgeber auf der Brust in ihrem Klappbett eingeschlafen ist. Seit ich mit ihr in diesem Krankenhaus bin, habe ich sie beinahe nur wach erlebt. Vielleicht hat sie wegen des Besuchs meiner Großmutter das Gefühl gehabt, kurz ein wenig in ihrer Aufmerksamkeit nachlassen zu dürfen und ist sofort eingeschlafen. Wieder blitzt es zweimal rasch hintereinander. Verwirrt sehe ich noch einmal aus dem Fenster, lausche in die Nacht. Endlich begreife ich. Das grelle Leuchten dringt durch das Trennglas der Oberlichte zu uns herüber. Im Nachbarzimmer wird fotografiert. Seltsamerweise ist mir ohne nachzudenken sofort klar, was dort vor sich geht.

Der nächste Blitz reißt ein Angstloch in meine Brust. Meine Mutter öffnet die Augen, als hätte sie es gespürt. Sie dreht sich zu mir herüber, sieht mich aufrecht im Bett sitzen und ist sofort hellwach. »Was ist denn los, Nino?«, fragt sie erschrocken. Ich deute schweigend und angstvoll auf die Oberlichte. »Dort drüben stirbt jemand«, flüstere ich. Aber als die Worte meinen Mund verlassen, habe ich im selben Moment das Gefühl, den Vorgang damit noch zu beschleunigen, mitverantwortlich für den Tod des Nachbarkindes zu sein.

Meine Mutter folgt meinem Fingerzeig mit gerunzelter Stirn. Sie steht aus dem Bett auf, geht zwei Schritte zur Wand, sieht das Blitzen des Fotoapparats und begreift. Es ist der verzweifelte Versuch der Eltern, ihr sterbendes Kind festzuhalten, es nicht gehen zu lassen, sein Gesicht, seine Gestalt, seinen Ausdruck, die letzten gemeinsamen Sekunden für immer auf Bilder zu bannen.

Mit angehaltenem Atem verfolgen meine Mutter und ich das Blitzen, sind unfähig, uns abzuwenden, fühlen uns erstarrt und hilflos. Noch viele schreckliche Male wird unser Raum von dem Leuchten erhellt, dann bleibt es dunkel im Zimmer. Lange sitzen meine Mutter und ich danach im Finstern in unseren Betten, ohne uns zu bewegen. Wir können weder sprechen noch schlafen, sind gleichermaßen erschüttert und betäubt.

Am nächsten Tag beschließt meine Mutter offenbar, den Tod im Nachbarzimmer mir gegenüber nicht noch einmal zu erwähnen. Stattdessen kommt sie mit einem bemühten Lächeln im Gesicht aus der Cafeteria zurück, in der sie ihren Morgenkaffee getrunken hat. In der Hand schwingt sie ein Heftchen, das sie mir vor die Nase hält. Es ist das Fernsehprogramm. Meine Mutter blättert zu der Seite mit dem heutigen Datum und deutet darauf. »Ein Ländermatch«, sagt sie, »das schauen wir uns heute Abend gemeinsam an, einverstanden?«

Ich sehe ihr hoffnungsvolles Gesicht und möchte trotzdem ablehnen. Ich habe weder Lust noch Kraft, irgendwelchen Erwartungen zu entsprechen und will nicht so tun müssen, als wäre alles normal oder gar in Ordnung. Trotzdem scheint ein Teil von mir Interesse zu zeigen, denn ich schiele auf das Foto eines Torschusses von Ronaldo neben dem Programmpunkt. »Von mir aus«, sage ich knapp und bemühe mich zu lächeln.

Abgesehen von den Urinkontrollen, liege ich bis zum Abend unbeweglich in meinem Bett. Weder spreche ich, noch rühre ich mein Essen an. Auf das Drängen meiner Mutter würge ich ein halbes Glas Wasser hinunter und als die Schwester mich damit nicht in Ruhe lässt, ein zweites. Die Aktivitäten Reden, Trinken und Essen sind so anstrengend für mich, dass ich sie so oft wie möglich vermeide. Bewegung ist fast unmöglich geworden. Meine Arme und Beine, mein Hals und Kopf sind so schwer und steif, als wären sie aus Beton und meine Knochen scheinen das Gewicht meines Körpers nicht mehr tragen zu können. Wenn ich aufstehe, habe ich das Gefühl, jeden Moment zusammenzusacken und mit gebrochenem Rückgrat am Boden liegen zu bleiben. Obwohl die Ärzte mich vermehrt dazu auffordern, wenigstens ein paar Schritte zu gehen, weigere ich mich.

»Zu langes Liegen und zu geringe Flüssigkeitsaufnahme können leicht zu einem Blutgerinnsel in deinen Gefäßen führen und das wiederum sogar bis zum Absterben der betroffenen Region«, warnen sie mich und reden auf mich ein, doch ein bisschen kooperativer zu sein. Aber ich folge ihren Ratschlägen nicht.

»Ich weiß selbst am besten, was für mich gut ist«, antworte ich und bleibe weiter in meinem Bett liegen, esse kaum und trinke nur, um neuerliche Medikamentengaben zu vermeiden.

Zur Hauptsendezeit beginnt die Übertragung des Fußballmatches. Meine Mutter und ich sitzen schon Minuten zuvor nebeneinander vor dem Bildschirm. Aus der Vogelperspektive wird das Stadion gezeigt. Die Kamera zoomt näher. Ich sehe die Fans auf den Tribünen sitzen. Viele sind in den Farben ihres Landes gekleidet. Das Match scheint ausverkauft zu sein, denn ich kann keinen leeren Sitzplatz erkennen.

Die Gesichter einzelner Zuschauer werden eingeblendet. Manche haben sich Fahnen auf die Wangen geschminkt, tragen passende Hüte und Schals oder ein Trikot mit der Nummer ihres Lieblingsspielers, andere sind aufgestanden und halten ein selbstgemachtes Banner mit aufmunternden Sprüchen in die Kamera. Ich höre sie rufen, pfeifen, johlen und lachen, sehe die Vorfreude in ihren Augen, die Spannung und die Aufregung.

Die Kamera zoomt auf den Platz. Die Fußballer kommen hintereinander aus den Kabinen, stellen sich in einer Reihe auf den Rasen und die beiden Nationalhymen erklingen nacheinander. Jeder einzelne Spieler wird gezeigt. Manche singen die Melodie mit, andere summen oder lauschen nur schweigend und andächtig.

Ich sehe die Konzentration in ihren Gesichtern, die Anspannung, und mein Herz schlägt schneller. Völlig unerwartet erwacht wieder mein brennender Ehrgeiz. Ich will auf diesem Platz stehen, will bejubelt und beklatscht werden, ich will dieses Ziel erreichen, immer noch.

Ich höre das Lärmen der Zuschauer, sehe tausende Blicke auf mich und meine Mannschaft gerichtet, fühle mich plötzlich stark und bereit, für den Sieg zu kämpfen. Mit beiden Beinen springe ich aus meinem Bett auf, reiße die rechte Hand an meine Brust und fange an, so laut ich kann die österreichische Nationalhymne zu singen.

»Was machst du da, Nino?«, schreit meine Mutter, die nun ebenfalls erschrocken aufgesprungen ist. Ich ignoriere sie. Ich singe, den Blick auf den Bildschirm geheftet, weiter gegen den Schmerz an, der sich nun wieder langsam zurück in meine Knochen schleicht, gegen die wieder aufsteigende Übelkeit und die sich ausbreitende Mattheit. Ich merke, wie meine Beine nachgeben, wie die Kraft aus meinen Muskeln fließt. Aber ich will diesen kurzen Moment, in dem ich mich gesund und wieder wie ich selbst gefühlt habe, verzweifelt festhalten.

Dann entgleitet mir mein Körper, entzieht sich meiner Kontrolle. Ich spüre, dass ich in mich zusammenfalle wie eine Plastikfigur, aus der man die Luft gelassen hat, und dass sich der entstandene Hohlraum in meinem Inneren mit Angst füllt. Ein wilder Schüttelfrost packt mich und ich beginne an Armen und Beinen zu zittern, als wäre die Raumtemperatur plötzlich in die Minusgrade gesunken.

Dann sehe ich die Verwandten, die sich, den Fotoapparat in Händen, über mich beugen. Sie heben ihre Kameras und drücken die Auslöser. Ich höre das Klicken von allen Seiten. Wie verrückt fotografieren sie gegen mein Verschwinden an und bemerken nicht, dass sie mich dabei vollkommen allein in die Dunkelheit gleiten lassen.

Die Angst schneidet in meinen Brustkorb, kratzt in meiner Kehle, pocht in meinem Kopf. Ich weine. Am Boden sitzend nehme ich die Hände vors Gesicht und schluchze. Meine Mutter kniet sich neben mich und weint genauso. Seite an Seite sitzen wir auf dem Boden des gelben Krankenhauszimmers und die Tränen rinnen und rinnen.

»Ich kann nicht mehr, Mama. Wieso ich? Was habe ich getan? Ich war doch immer anständig und ordentlich. Ich habe doch niemanden je wirklich verletzt, oder?«

Sie schüttelt den Kopf und streichelt mich. Ihre Berührung tut mir gut. Mit einem Mal scheint sich bei mir eine Schleuse geöffnet, eine Blockade gelöst zu haben. Ich lasse mich ganz in die Umarmung meiner Mutter sinken und drücke sie an mich, so gut mir das mit meinen geringen Kräften möglich ist. Das tote Kind im Nachbarszimmer, die Nähe und Präsenz des Todes als reale Möglichkeit, haben meinen inneren Widerstand gegen meine Mutter verpuffen lassen.

»Nein, Nino. Du kannst nichts dafür, dass du krank bist«, sagt sie und wischt sich die Tränen aus dem Gesicht. Sie nimmt mich in ihre Arme, wie sie es getan hat, als ich noch klein war, und streicht über meinen Kopf. Sie lässt mich weinen und ich höre lange nicht damit auf, lasse die Schmerzen, die panische Angst und den Druck aus mir rinnen, bis mir ein wenig leichter wird. Als ich mich beruhigt habe, sieht sie mich an. Sie hat einen festen Blick, streitbar und siegessicher. »Wir schaffen das, Nino. Ich kämpfe mit dir. So lange, bis wir diesen verdammten Krebs endgültig besiegt haben.«

28

Im Sportinternat hatte jeder meiner Mitschüler eines oder mehrere Poster an der Wand über seinem Bett befestigt. Einige Burschen hatten dort Bilder von nackten Playmates am Strand oder vor einem Motorrad posierend angebracht, andere Fotos von Ronaldo und Figo beim Torschuss oder Mannschaftsbilder von Real Madrid, FC Barcelona oder Inter Mailand. Ich hatte ein Poster von David Beckham und wurde deswegen nicht selten von meinen Mitschülern ausgelacht.

»Das ist doch kein Fußballer. Der ist Unterhosenmodell«, spotteten die Burschen, oder sie störten sich daran, dass seine Frau Victoria, das ehemalige Mitglied einer Girlie-Band, mittlerweile bekannter wäre als er. Auch die Trainer rümpften die Nase, wenn ich von meinem Idol sprach. Für einen bewundernswerten Fußballer sei David Beckham zu selbstverliebt, zu modebewusst und außerdem zu sehr mit Werbung beschäftigt. Sein gutes Aussehen fanden sie verdächtig, und sein spitzbübisches Grinsen gefiel ihnen nicht.

Ich jedoch hielt an meinem Idol fest und träumte insgeheim von einer Karriere wie der seinen. Mir gefiel David Beckhams Vielseitigkeit und die Anerkennung, die er dadurch aus den verschiedensten Bereichen und von den unterschiedlichsten Menschen erhielt. Ich mochte seine gepflegte Erscheinung und sein selbstsicheres Auftreten auch außerhalb des Fußballfeldes.

Jemandem, der am Boden ist, kann ein Vorbild dabei helfen, wieder auf die Beine zu kommen. Nach meinem Zusammenbruch erinnere ich mich zum ersten Mal seit meiner Aufnahme in das St. Anna Kinderspital wieder an mein Idol und dass ich einmal vorgehabt habe, es so weit zu bringen wie er. Meine Mutter scheint zur gleichen Zeit auf einen ähnlichen Gedanken gekommen zu sein. Obwohl ich versuche, mich den Tipps aus ihren Ratgebern gegenüber nun ein wenig aufgeschlossener zu zeigen, hat sie verstanden, dass die Lektüre dieser Bücher nicht das Richtige für mich ist. An einem Sonntagabend kommt sie zur Ablöse meines Opas mit einem Buch in der Hand aus Stockerau zurück. »Ich habe genau das Passende für dich gefunden«, sagt sie und reicht es mir. Ein wenig skeptisch nehme ich es an mich und lese den Titel.

»Tour des Lebens – ich besiegte den Krebs und gewann die Tour de France«, steht dort in roter und blauer Schrift. Das Cover zeigt die Nahaufnahme eines nachdenklich dreinblickenden Mannes mit schwarzer Baseballkappe auf dem Kopf, darunter denselben Mann, der mit einem gelben Trikot am Körper auf dem Rennrad durch ein Sonnenblumenfeld sprintet.

Natürlich kenne ich diesen Mann. Lance Armstrong, der seine Biographie zusammen mit seiner Co-Autorin Sally Jenkins verfasst hat. Ich bin beeindruckt. Endlich jemand, mit dem ich mich identifizieren kann. Endlich ein Mensch, der wie ich für den Sport gelebt hat, in seiner Disziplin auch noch über alle Maßen erfolgreich, gesund und fit war und trotzdem an Krebs erkrankt ist. Sofort fühle ich mich viel weniger allein und möchte auf der Stelle erfahren, wie es Lance Armstrong gelungen ist, den Krebs zu besiegen. Ich will mir aus seinen Berichten Mut und Lebensfreude zurückholen.

Ich schlage sofort das erste Kapitel des Buches auf. Viele Stunden verbringe ich in das Buch vertieft, will es nicht mehr aus den Händen geben und bin froh, endlich einen Leidensgenossen gefunden zu haben, mit dem mich etwas verbindet. Es erleichtert mich, zu erfahren, dass auch der große Lance Armstrong während seiner Erkrankung immer wieder unter panischer Angst gelitten hat, dass er glaubte, nie wieder Rad fahren zu können, dass sein Körper ihn beinahe völlig im Stich gelassen hat und er sich kaum noch auf den Beinen halten konnte. Denn genauso geht es mir auch. An die Teilnahme an Profiradrennen war in dieser Zeit für Armstrong nicht einmal zu denken. Stattdessen sah er sich damit konfrontiert, dass ihm sein Sponsor am Krankenbett den Vertrag kündigte und er somit nicht einmal mehr versichert war.

Am meisten jedoch beeindruckt mich, dass er nie aufgegeben hat, gegen den Krebs zu kämpfen, und ihn schließlich besiegen konnte. Danach geschah, was niemand für möglich gehalten hätte: Er arbeitete sich mühsam in den Radsport zurück und wurde erfolgreicher als je zuvor. Auch wenn seine Siege nach den Dopingvorwürfen in einem anderen Licht erscheinen, ist und bleibt er für mich einer der bekanntesten und größten Radsportprofis aller Zeiten sowie ein Kämpfer mit unglaublicher Willenskraft.

29

Als ich das Buch zur Seite lege, habe ich das Gefühl, wieder besser atmen zu können. Seit ich als Krebspatient in diesem Spital liege, fühle ich mich in einen luftleeren Raum gestoßen. Ich habe keine Anhaltspunkte, weiß nicht, wie es mir morgen, übermorgen oder in drei Tagen gehen wird, welche Medikamente heute an mir ausprobiert werden, welche Untersuchungen bald folgen werden, wie schnell mein körperlicher Verfall voranschreiten wird. Die Menschen reden auf mich ein. Jeder hat einen anderen, einen besseren Rat für mich, hat von einer neuen Behandlungsmethode, einem noch unbekannten, aber wirkungsvollen Heilmittel gelesen. Die Prognosen der Ärzte ändern sich täglich. Es gibt niemanden, an dessen Schicksal ich mich orientieren kann oder will.

Endlich ist das nun anders. Lance Armstrongs Biographie gibt mir eine Richtung vor. Die Hoffnung, wieder völlig gesund zu werden, wieder laufen, einem Ball nachjagen, kämpfen zu können, ist in den vergangenen Stunden gewachsen, sodass mein ganzer Körper für einen Moment mit neuer Kraft erfüllt scheint.

Meine Mutter sieht, wie gut mir das Lesen der Biographie tut und gibt nicht auf, mich weiter zu motivieren. In Gesprächen mit den Ärzten und dem Pflegepersonal findet sie heraus, dass einer meiner behandelnden Ärzte mehrere österreichische Profisportler betreut und auch selbst begeisterter Triathlet ist. Sie bittet ihn, mit mir über seine diesbezüglichen Erfahrungen zu sprechen. Auf einmal habe ich einen Ansprechpartner, von dem ich mich verstanden fühle. Für einen Sportler ist nach einer Verletzung oder einer Krankheit eine Frage von entscheidender Bedeutung: Wann werde ich wieder so trainieren können, dass ich wettbewerbstauglich bin?

Auch mich beschäftigt diese Frage nun wieder vordringlich und mit diesem Arzt kann ich mich darüber unterhalten, ohne dass er mich für völlig unrealistisch oder verrückt hält. Er rät mir nicht, wie mein Fußballtrainer, erst einmal an meine Gesundung zu denken, und er behandelt mich auch nicht wie ein bemitleidenswertes Kind, das zufällig hobbymäßig Fußball spielt. Um mich aufzumuntern, erzählt er mir öfters Anekdoten aus dem Privatleben einiger ihm bekannter Fußballprofis, spricht von Wettskandalen, Bestechung, wilden Partys und Casinobesuchen, bei denen an einem Abend einfach so mehrere hunderttausend Euro verspielt wurden. Ich bin zugleich schockiert und belustigt. Auf jeden Fall fühle ich mich abgelenkt und freue mich jedes Mal ein wenig, wenn der Arzt mein Zimmer betritt.

Es ist jetzt kurz nach Weihnachten und auf der Fensterbank hinter der Glasscheibe türmt sich der Schnee. Das Weihnachtsfest durfte ich zwar zuhause verbringen, hatte aber wenig davon. Anstatt mich festlich elegant anzuziehen, wie ich es sonst jedes Jahr getan hatte, durchlebte ich die Feier im Trainingsanzug und nickte immer wieder ein. Natürlich war das Ganze auch für meine Familie ein alles andere als unbeschwertes Fest.

Ich betrachte die wattige Schicht durch die zurückgezogenen Vorhänge und wünsche mir, mich wie damals als kleiner Bub in einen Haufen Schnee zu werfen und lachend darin zu versinken. Ich stelle mir vor, eine Schneeballschlacht mit meinen Brüdern anzufangen, auf dem Rücken liegend mit Armen und Beinen einen Schneeengel zu formen und mit Eiswasser einen Iglu zu bauen. Ich denke an das vergangene Weihnachtsfest und an meine Familie, die zusammen vor dem mit bunten Glaskugeln, Strohsternen und Wachskerzen geschmückten Christbaum steht. Aus dem Radio klingen weihnachtliche Lieder. Im Hintergrund sehe ich den festlich gedeckten Tisch. Gefaltete Servietten, glänzendes Besteck, Kristallgläser, Weinflaschen und Sekt. Platten mit Vorspeisen und dem Hauptgang.

Mir läuft das Wasser im Mund zusammen. Seit Monaten habe ich keine Freude am Essen mehr. Ich kann die Schmerzen beim Kauen und Schlucken, die durch die eitrige Entzündung in meiner Mundhöhle verursacht werden, kaum noch ertragen. Außerdem scheinen alle Speisen hier den gleichen Geschmack zu haben. Die Suppen, die ich gerade noch schaffe, sind ungewürzt und dünn, die Säfte schmecken schal und sehen farblos für mich aus. Schon der Geruch dieser Nahrung erscheint mir unerträglich. Er schleicht sich in meine Nase, verbreitet sich in meinem Rachen, wandert die Speiseröhre in den Magen hinunter und reizt mich dazu, mich neuerlich zu übergeben.

Ganz anders die Familienfestessen in meiner Erinnerung. Duftende Braten. Mit je nach Jahreszeit frischen oder eingefrorenen Kräutern aus dem Garten gewürzt, großzügig gesalzen und gepfeffert. Knusprige, glänzende Haut. Heißer Bratensaft. Meine Großmutter, die eine dampfende Schüssel mit lockerem Reis und eine mit selbstgemachten Kartoffelknödeln serviert. Meine Brüder haben schon ihre Teller in Händen, halten sie meiner Oma und meiner Mutter entgegen, die schon einmal die Beilagen verteilen. Mein Vater setzt die Geflügelschere an. Ein wenig Fett spritzt, als er in den herrlich duftenden Braten schneidet. Ich schmecke das weiße, saftige Fleisch auf meiner Zunge.

Ausgerechnet dieses Jahr hatte ich kaum etwas von diesem Spektakel, weil mir mein Mund so weh tat und mein Magen so sehr an absolute Schonkost gewöhnt war, dass ich kaum ein paar Krümel von dem Festessen genießen konnte. Beim nächsten Weihnachtsfest aber, das schwöre ich mir in diesem Moment, sitze ich nicht nur wieder schick angezogen am Familientisch.

Ich werde auch ordentlich reinhauen. Meine Oma sollte dann lieber einen zusätzlichen Braten extra für mich vorbereiten.

Ich ziehe mich an dem Metalldreieck meines Krankenhausbettes in eine Sitzposition hoch und öffne meinen Mund. Meine Mutter sieht von ihrem Buch auf und blickt erstaunt zu mir herüber. Ich fülle meinen Brustkorb mit Luft, beginne zu summen und dann in voller Lautstärke zu singen. »Eine Weihnachtsgans muss her, eine Weihnachtsgans muss her…«

Meine Mutter macht ein entgeistertes Gesicht. Einen Moment lang glaubt sie offenbar, dass ich nun völlig den Verstand verloren habe, dann lacht sie. Grinsend singe ich weiter. Meine Mutter lacht schallend und befreit.

Martina

Diagnose Rückenmarkstumor
1996 im Alter von 7 Jahren

Auch für Martina waren Humor und die Wiederkehr ihrer Lust zu essen wichtige Elemente auf ihrem Weg zur Genesung. Davor hatte sie allerdings einen verdammt harten Weg zu gehen.

Eines Nachts erwacht die kleine Martina mit stechenden Nackenschmerzen. Da die Schmerzen nicht besser werden, bringt sie die Mutter zum Arzt, der das Mädchen wiederum ins Krankenhaus schickt. Doch die Röntgenaufnahmen zeigen keine erkennbare Veränderung in ihrem Körper. So dauert es viele vom Schmerz bestimmte Wochen, bis Martina und ihre Familie aufgrund einer Magnetresonanztomographie die schreckliche Diagnose erhalten. Sie leidet an einem Rückenmarkstumor. Das Mädchen erhält Strahlen- und Chemotherapie und muss operiert werden.

Nach dem Eingriff ist Martinas Wirbelsäule verkrümmt und ihre gesamte linke Körperhälfte ist in ihrer Beweglichkeit und Kraft beeinträchtigt. Sie kann den Kopf nicht mehr gerade halten und er sinkt nun immerzu auf ihre Brust. So gewöhnt sie sich an, ihn mit einer Hand unter dem Kinn zu stützen, während sie den dafür benutzten Arm am Ellenbogen wiederum durch den anderen stützt.

Die Ärzte entnehmen Knochenmark aus ihrer Hüfte und setzen es in ihrer Halsregion wieder ein, um den Kopf zu stabilisieren, ohne Erfolg. Nach einiger Zeit bekommt Martina ein Gestell, eine Art Korsett, das mit einem Metallkranz, einer Halterung für ihren Schädel, verschraubt ist. Außerdem wird eine Metallplatte in ihre Halswirbelsäule eingesetzt, damit sie wieder aufrecht stehen und ihren Kopf gerade halten kann.

Es war so seltsam für mich, erzählt sie, ich musste erst wieder lernen meine Hände links und rechts von meinem Körper baumeln zu lassen, da ich mich so an ihre Stütze gewöhnt hatte. Noch heute kann Martina ihren

Kopf nicht vollständig zur Seite drehen. Es wäre schön, einmal einen richtigen »Rundumblick« zu genießen, lacht die fröhliche junge Frau, aber das wird eben niemals geschehen.

Lachen und Spaß haben, das waren die beiden Dinge, die Martina in der Zeit ihrer Erkrankung am Leben gehalten haben. »Ich habe mich immer am meisten auf den Tag gefreut, an dem die Cliniclowns zu Besuch gekommen sind«, erinnert sie sich. Da waren die Schmerzen und die Angst für einige Zeit beinahe vergessen.

Auch ihre Mutter versucht sie in der Zeit ihrer Erkrankung unermüdlich aufzuheitern. Sie bringt ihr eine Stoffschnecke ins Krankenhaus mit, die sie nun jeden Abend vor dem Zubettgehen unterhält. Die Schnecke hatte eine blaue Zunge, weil sie ständig blaue Kreide gefressen hat, amüsiert sich Martina noch heute über die Einfälle ihrer Mutter, und erzählt, dass die Schnecke Ostern immer mit Weihnachten vertauscht hätte, gleichgültig, wie oft sie ihr den Unterschied erklärt hätte.

Martina übernimmt die Einstellung ihrer Eltern, lachend lasse sich jede Krankheit, und möge sie auch noch so schwer sein, leichter ertragen. So scherzt und blödelt sie mit den Lehrern im Spital und findet dort bald eine Freundin, die sich wie sie für das Wörterverdrehen begeistern kann. Auf diese Weise entstehen die lustigsten Wortkreationen. Der Wiener Schwedenplatz wird zum Pledenschwatz oder Wepdenschlatz und Saalbach Hinterklemm zu Baalsach Klinterhemm. Einmal kopieren die beiden Mädchen sogar den Plan der Wiener U-Bahnlinien und überschreiben die Stationen mit ihren daraus geformten Drehworten. So können die Freundinnen die schmerzhaften Behandlungen und die sterile Umgebung für kurze Zeit vergessen.

»Obwohl meine Eltern damals schon geschieden waren, haben sie immer gemeinsam für mich gekämpft. Zumindest in meiner Gegenwart sind sie immer höflich miteinander umgegangen und konnten sich auch zusammen an einen Tisch setzen, ohne miteinander zu streiten. Das hat mir damals sehr geholfen«, sagt Martina.

Angst, einen Rückfall zu erleiden, habe sie übrigens nicht. Damals, in der Zeit ihrer Erkrankung, ist Martina im Alter von elf Jahren neunzehn Kilogramm leicht gewesen und alle hätten sich über ihren Ernährungszustand Sorgen gemacht. Ihre Oma hätte sogar ganz besondere Tricks angewandt, sie zum Essen zu bewegen.

»Sie hat mir Nutellabrote geschmiert und sie mit ins Krankenhaus gebracht. Dort hat sie die Scheiben in kleine Stückchen geschnitten und sie gezählt, damit die vielen frechen Vögel sie nicht unbemerkt fressen könnten. Dann hat sie sich umgedreht«, lacht Martina, »und natürlich habe ich hinter ihrem Rücken ein paar Stückchen gestohlen und es auf die imaginären Vögel geschoben.«

Nach dem Ende ihrer letzten Chemotherapie bekommt Martina auf einmal wieder Appetit. Sie isst nun so gerne, dass sie sich manchmal zurückhalten muss. »Meinen Hunger deute ich als gutes Zeichen«, sagt Martina. »Deswegen bin ich überzeugt davon, nicht mehr rückfällig zu werden.« Seit ihrem sechzehnten Geburtstag verhalten sich auch ihre Eltern nicht mehr so überfürsorglich und lassen dem Mädchen mehr Freiraum.

»Damals, als ich in das Krankenhaus kam, sagte eine Oberärztin meinen verstörten Eltern, sie sollten sich allmählich damit abfinden, dass ich vermutlich nicht älter als sechzehn Jahre werde, erzählt Martina. Ich glaube, ich sollte mal auf ein Schwätzchen bei dieser Ärtzin vorbeischauen und ihr von meiner letzten Geburtstagsparty berichten«, lacht die heute dreiundzwanzigjährige Frau, und der Schalk blitzt ihr dabei aus den Augen.

30

Mitte Jänner besucht mich mein Mitschüler Franzi. Vor meiner Erkrankung war ich der Kapitän des U15-Teams, und er nimmt dort jetzt meinen Platz ein. Obwohl ich immer wieder erkläre, niemanden treffen zu wollen, weil ich in Wahrheit vermeiden will, dass mich jemand in meinem derzeitigen Zustand sieht, lässt er sich nicht abwimmeln.

»Du kommst aber allein. Wehe, du schleppst noch jemanden an«, sage ich und fühle mich dabei trotz meiner drohenden Worte völlig hilflos.

Franzi verspricht es und erklärt mir, dass er am Telefon nicht darüber reden wolle, sein Besuch aber dringend notwendig sei.

»Wenn du mich besuchst, musst du immer daran denken, es ist nicht so schlimm, wie es aussieht«, lüge ich nach einigem Zögern. Franzi lacht und sagt, dass ich mir keine Sorgen zu machen brauche, er hätte schon öfters einen Kranken gesehen. Ich bin ein wenig erleichtert.

Als er ein paar Stunden später bei mir im Zimmer steht, sehe ich, wie er bei meinem Anblick um Fassung ringt. Beim Sprechen vermeidet er es, mir in die Augen zu sehen. Er hält Abstand. Als könnten mich laute Worte verletzen, redet er im Flüsterton mit mir, erklärt mir mit gesenktem Blick, dass ich nun keine Schularbeit mehr versäumen dürfe, um das Schuljahr abschließen zu können. Ich schweige. Natürlich habe ich mit meiner Mutter schon einmal über das Problem nachgedacht, aber abgesehen von diesem einen Gespräch, habe ich mich mit ganz anderen Fragen beschäftigt.

»Du musst dir keine Sorgen machen«, sagt Franzi mit leiser Stimme und reicht mir ein paar Bögen beschriebenes Papier, »die Lehrer werden in den nächsten Tagen hier vorbeikommen und du wirst genau die gleichen Beispiele bekommen wie wir alle. Wenn du dir das hier durchschaust, bist du also unschlagbar vorbereitet.«

Franzi zwinkert verschwörerisch. Erfreut und dankbar nehme ich die ausgearbeiteten Tests an mich. »Das ist wirklich cool von euch«, sage ich und Franzi lächelt dünn. Ich kann spüren, dass er den Raum am liebsten auf der Stelle verlassen möchte.

»Ich muss dann mal ...«, beginnt er und ich nicke, hoffe ebenfalls darauf, dass die unangenehme Situation so rasch wie möglich vorübergeht. Franzi verabschiedet sich von meiner Mutter. Sie nimmt seine Hand in die ihre und drückt sie voll Dankbarkeit, als hätte er mir soeben das Leben gerettet. Peinlich berührt entzieht sich Franzi ihrem Griff. Wenn man einem alten Kumpel beim Schummeln hilft, erwartet man kein herzliches Dankeschön von dessen Mutter. Als Franzi geht, dreht er sich nicht noch einmal nach mir um.

»Bis bald!«, rufe ich ihm zum Abschied nach und kann selbst hören, wie unglaubwürdig meine Worte klingen.

Als er das Zimmer verlassen hat, atme ich auf. Endlich bin ich wieder allein in meiner Burg, in der ich mich nun langsam auf den Kampf vorbereite, aus dem ich als Sieger in die Allgemeinheit zurückzukehren gedenke. Zufrieden betrachte ich die Bögen mit den bereits korrekt ausgearbeiteten Testaufgaben. Ein Schuljahr zu verlieren kommt für mich nicht in Frage. Diese Krankheit soll eine Zwischenstation in meinem Leben sein und kein dauerhafter Stopp.

Seit meinem Zusammenbruch hat eine gewaltige Veränderung in mir stattgefunden. Ich begreife den Kampf gegen den Krebs jetzt als Herausforderung und die Menschen um mich als meine Unterstützer. Ich weiß selbst nicht, was genau den Schalter in mir umgelegt hat. Die ganze Zeit über konnte ich keine Hilfe akzeptieren, war mürrisch, hilflos und passiv. Vielleicht habe ich einfach Zeit gebraucht, mich auf meine Situation, mich auf die Bedingungen des Kampfes einzustellen. Oder vielleicht musste mir der Tod wirklich bis ins Nachbarzimmer auf die Pelle rücken. In jedem Fall kommt es mir so vor, als ob ich in den vergangenen Wochen ein gehöriges Stück reifer geworden wäre. Die Ärzte und Schwestern sind nicht länger meine Feinde, meine Mutter ist mein Coach, und ich gebe mir jetzt jede Mühe, das Krankenhaus nicht mehr als Gefängnis, sondern als einen Ort der Heilung zu sehen.

Ich motiviere mich mit positiven Gedanken und zwinge mich dazu, an schöne Ereignisse in der Zukunft zu denken, wenn es mir wieder schlechter geht. Ich stelle mir vor, das Entscheidungstor bei einem Meisterschaftsspiel zu erzielen, esse in meiner Fantasie Berge von Mozarella mit sonnengereiften Tomaten und frischem Basilikum aus unserem Garten und laufe glücklich durch den noch regennassen Wald.

Nun möchte ich die Ratschläge der Menschen berücksichtigen, die sich um mich bemühen. Ich gehe ein paar Schritte den Gang auf und ab, wenn es meine Kraft zulässt, kreise im Bett liegend mit Füßen und Händen. Ich bemühe mich, mehr von dem Angebotenen zu trinken und zu essen, öfter mit meiner Mutter, den Ärzten und Ärztinnen, den Schwestern und Pflegern zu sprechen, mir ihre Vorschläge und Tipps anzuhören, denn ich spüre, dass die Zeit dafür gekommen ist. Ich habe den Zeichen meines Körpers immer vertraut. Nun signalisiert er mir, dass es höchste Zeit ist, den Kampf gegen den Krebs mit voller Willensstärke aufzunehmen. In Gedanken stelle ich ihn mir nun als sportliche Herausforderung vor.

Wie bei der Tour de France, die Lance Armstrong bestritten hat, ist die Behandlung in anstrengendere Bergetappen und leichtere Talfahrten unterteilt. Durch mein jahrelanges Training bin ich es gewohnt, bis an meine physischen Grenzen zu gehen. Ich habe gelernt, mit Schmerzen umzugehen, gegen sie anzuatmen, sie fortzudenken und so zu kontrollieren. Ich kenne den Zustand völliger Erschöpfung und habe erfahren, wie man sich auch nach einem solchen Tief wieder neu motivieren kann. Ich weiß, was es bedeutet, alle Wünsche und Träume einem einzigen Ziel unterzuordnen und unermüdlich an seinem Erreichen zu arbeiten. All das kann und muss mir jetzt entscheidend zugutekommen.

Also entwickle ich in meinem Kopf einen regelrechten Trainingsplan. Meine Heilung wird zu einer Meisterschaft. Die Behandlungsblöcke stelle ich mir als Matches mit schwierigen, aber nicht unbesiegbaren Gegnern vor. Ich gehe davon aus, dass jedes dieser Matches in die Verlängerung gehen wird und ich dabei alles werde geben müssen. Der Tag meiner Entlassung wird mein Sieg sein. Ich sehe das Datum in die Oberfläche eines schweren, goldglänzenden Pokals graviert, den ich unter Jubelgeschrei meiner Fans in den Himmel stemme. Es ist der 16. Februar. Der Tag vor Beginn der neuen Fußballsaison unserer Liga.

Meine Mutter bemerkt, wie sich meine Einstellung geändert hat. Mein neuer Mut gibt auch ihr, die selbst schon weit über ihre Grenzen gegangen ist, wieder frische Energie. Sie weiß, dass ich sie ab jetzt als meine Trainerin brauche und ist bereit, in diese neue Rolle zu schlüpfen. Ohne dass wir dieses Rollenspiel offen besprechen müssten, versteht sie ihre Aufgabe so gut, dass sie mir meine Blutwerte und Behandlungsergebnisse ab jetzt so präsentiert, wie ein Coach seinem Schützling. Anstatt um die Verbesserung meiner Laktatwerte geht es jetzt eben ums Überleben. Aber je höher der Einsatz, umso spannender das Match, denke ich, und knie mich in den neu aufgenommenen Kampf.

31

Positive Gedanken sind nicht nur motivierend, sondern in gewisser Weise auch trügerisch. Mein Körper ist lange nicht so stark, wie ich es in diesen guten Augenblicken vermute, und die Schmerzen sind um ein Vielfaches schlimmer, als alle, die ich jemals zuvor gespürt habe.

Als ich nach dem überstandenen dritten Chemotherapieblock nach Hause komme, bin ich voller Tatendrang und erkläre meiner erstaunten Mutter, dass ich vor habe zu duschen. Sie, die als Reinlichkeitsfanatikerin in den vergangenen Wochen sehr unter meiner Abneigung gegenüber Waschen und Zähneputzen gelitten hat, ist erleichtert und erfreut. »Gut«, sagt sie, »danach wirst du dich bestimmt besser fühlen.«

Eifrig um die Unterstützung meines Vorhabens bemüht, bietet sie ihre Hilfe an. Sie fragt, ob und wie sie mir am besten helfen kann, doch ich lehne ab. Um einen Erfolg zu feiern, scheint es mir notwendig, mich der Herausforderung alleine zu stellen. Bei Spielbeginn hat der Trainer schließlich auf der Bank Platz zu nehmen. Die Spieler müssen alleine aufs Feld.

Meine Mutter kann meinen Gedankengang offenbar nachvollziehen. Sie will mein Streben auf keinen Fall unterbinden. Deshalb akzeptiert sie meinen Wunsch, verschwindet Richtung Küche und wendet sich der Reinigung unseres Kühlschranks zu.

Ich verlasse mein improvisiertes Bett im Erdgeschoß vor dem Fernseher und möchte die Stufen hinauf in den ersten Stock unseres Hauses steigen. Mühsam hebe ich den Kopf, rolle mich zur Seite, stemme mich von der Couch hoch und ahne schon in dem Augenblick, in dem ich frei stehe, was für einer Aufgabe ich mich nun werde stellen müssen. Es fällt mir schwer, einen sicheren Stand zu erlangen. Der Boden unter meinen Füßen wankt. Ich hole tief Luft und bewege mich langsam, wie ein an beiden Beinen Verwundeter, in Richtung Stiegenaufgang. Schon als ich den Fuß hebe, um auf die erste Treppe zu steigen, habe ich das Gefühl, jede einzelne meiner Gliedmaßen wiegt hundert Kilogramm. Ihr Gewicht zieht mich zu Boden. Meine verdammten Beine wollen anscheinend verhindern, dass ich auch nur die ersten Stufen erklimme. Aber so leicht gebe ich mich nicht geschlagen.

Ich denke an einen Berglauf und stelle mir vor, in der dünnen Höhenluft atmen zu müssen, mich mühsam Schritt für Schritt voranzuarbeiten. Dabei kann ich beinahe die anfeuernden Rufe meines Trainers hinter mir hören. In unglaublich geringem Tempo quäle ich mich so die Treppe hinauf, schleppe mich Stufe für Stufe voran, aber in der Hälfte breche ich zusammen. Keuchend und mit sich überschlagendem Puls bleibe ich auf den Stiegen hocken, blicke zur letzten Stufe hinauf, habe dabei das Gefühl, als würde ich den Gipfel des Großglockners betrachten.

Wieder einmal fällt es mir schwer zu glauben, was gerade geschieht. Ich habe Schwierigkeiten, die Armseligkeit des Vorgangs nicht zum Anlass zu nehmen, alle guten Vorsätze wieder über Bord zu werfen. Ich, der ich noch vor wenigen Monaten kilometerweite Strecken in Rekordtempo zurückgelegt habe, für den fünfzig und mehr Liegestütze ohne Unterbrechung keine besondere Herausforderung gewesen sind, der im Sportinternat schon bald nach Beginn des Schuljahres als Nachwuchstalent und zukünftige Stürmerhoffnung gegolten hat, kann keine zwanzig Treppen steigen? Ich will es einfach nicht glauben.

Das darf nicht sein, denke ich und erhebe mich, drücke, als ich den Schmerz durch meinen Körper fahren spüre, meine Kiefer aufeinander, beiße mir auf die Lippen bis sie bluten und steige die restliche Treppe hinauf. Auf wackeligen Beinen gehe ich die wenigen Schritte vom Ende des Geländers bis zur Badezimmertür. Im Bad schaffe ich irgendwie den Gang bis zur Dusche. Wenigstens geht es nicht mehr bergauf. Ich taste mich an den Wänden vorwärts, stütze mich gegen die Fliesen, erreiche so den Griff der Glastür und öffne sie. Vorsichtig, um nur ja nicht zu fallen, steige ich in die Dusche und komme mir dabei vor wie ein sehr alter und kranker Mann.

Mir wird bewusst, wie sehr meine Lebenszeit in den vergangenen Monaten zusammengeschrumpft ist. Was auch immer ich mir ausdenke, um zu siegen, woran auch immer ich glauben möchte, mein Körper spricht eine ganz andere Sprache. Wenn ich mich an ihm orientiere, gleiche ich viel mehr einer Person am Ende ihrer Tage, als einem Jungen, der noch eine lange Zukunft vor sich haben sollte.

In der Duschkabine stehend will ich gegen die grausame Vorstellung anatmen und sie aus meinem Kopf verdrängen. Aber in diesem Moment wird mir schwarz vor Augen und ich sacke wie ein knochenloses Weichtier in mich zusammen.

32

Zum Glück überstehe ich die Ohnmacht und den dadurch ausgelösten Sturz ohne Verletzungen. Aber schon bald nach meinem Duschunfall bekomme ich das erwartete Fieber und muss wieder zurück ins Spital. Diesmal braucht meine Mutter das Fieberthermometer gar nicht zu holen. Ich deute wortlos auf die gepackte Tasche mit unseren Sachen, als ich bemerke, dass meine Stirn heiß wird. Auch meine Mutter reagiert unaufgeregt und macht alles für unseren Aufbruch bereit. Da sich diese Prozedur jetzt schon zum dritten Mal wiederholt, sind wir ja inzwischen alte Profis.

Allerdings scheint mein Körper nun endgültig aufzugeben. Ausgerechnet jetzt, wo ich meine Psyche endlich auf Kurs gebracht habe. Zurück im Spital kann ich, obwohl ich es möchte, wegen der immer schlimmer werdenden eitrigen Entzündung in meinem Mund gar nichts Festes mehr zu mir nehmen. Ich bemühe mich zu kauen und zu schlucken und bringe vor Schmerz keinen Bissen hinunter. Der Nahrungsbrei mischt sich mit Blut und Eiter und bleibt in meinem wunden Hals stecken. Statt etwas aufzunehmen, muss ich mich neuerlich übergeben. Die Übelkeit schaukelt in meinem Magen und ich fixiere mit meinen Augen immer wieder die Deckenlampe, um das Gefühl loszuwerden, jederzeit aus dem Bett fallen zu können. Da ich inzwischen an Mangelzuständen leide, von Tag zu Tag dünner werde und in den vergangenen Wochen bereits mehr als fünfzehn Kilogramm an Körpergewicht verloren habe, entscheiden die Ärzte, dass ich ab jetzt Flüssignahrung über Infusionen erhalten soll. Ich bin so matt, dass ich nichts darauf erwidern kann.

Die Ärzte erklären meiner Mutter, dass die Nahrung so, in ihre kleinsten Bestandteile zerlegt, unter Umgehung meines Magens und Darms direkt in mein Blut gelangt. Dort wird sie dann in Energie und die für mich notwendigen Baustoffe umgewandelt.

Als die flüssige Nahrung das erste Mal durch den Plastikschlauch in meinen Körper rinnt, bin ich sogar erleichtert. Ich muss mich nicht mehr anstrengen zu schlucken, muss das Essen nicht mehr an den offenen Stellen in meinem Mund vorbeimanövrieren, es nicht mehr hinunterwürgen. Andererseits scheint mir diese Form der Ernährung kein gutes Zeichen zu sein. Mein System funktioniert nicht mehr. Das Ende kann nicht mehr weit sein, wenn ich mich nicht einmal mehr selbstständig ernähren kann, denke ich.

Meine Blutwerte sind unterdessen so katastrophal schlecht, dass ich eine Bluttransfusion brauche. Als die Ärzte diese Maßnahme ankündigen, nehme ich aus den Augenwinkeln wahr, wie meine Mutter in sich zusammensinkt. Langsam weiß auch sie nicht mehr, wie sie noch an meine Genesung glauben soll. Meine positive emotionale Veränderung erscheint jetzt mehr wie ein letztes Aufbäumen vor dem endgültigen Zusammenbruch. Die Angst ist zu einem riesigen schwarzen Loch gewachsen, das sich um uns ausbreitet und meine Mutter ebenso wie mich zu verschlingen droht.

Doch wie immer stellt meine Mutter mein Wohl über ihre Gefühle. Tapfer richtet sie sich wieder auf, um sich ihre Mutlosigkeit nicht anmerken zu lassen, und lässt sich die Schritte der Behandlung erklären. Die Ärzte sagen, dass die Zahl meiner roten Blutkörperchen so weit abgesunken sei, dass man mir diese künstlich verabreichen müsse, um eine Anämie zu verhindern und die weitere Versorgung meines Körpers mit Sauerstoff zu gewährleisten. Dafür würden diese Blutbestandteile aus dem Spenderblut isoliert und mir danach über eine Infusion intravenös verabreicht werden.

Meine Mutter will wissen, wie gefährlich so eine Bluttransfusion ist und die Ärzte versichern uns, dass sie mit modernen Methoden und aufgrund der genauen Kontrollen so gut wie gefahrlos sei. Die Verträglichkeit des Spenderblutes und Empfängerblutes werde vor der Durchführung mehrfach überprüft. Hierzu würde man die Proben vermischen und das Blut des Empfängers auf mögliche Antikörper untersuchen, die eine Unverträglichkeitsreaktion auslösen könnten. Als Nebenwirkung müsse ich höchstens mit Übelkeit, Schüttelfrost oder leichtem Fieber rechnen, aber selbst das wäre mehr als unwahrscheinlich.

Als der Arzt seinen Vortrag beendet hat, nickt meine Mutter resigniert. Ich bin ohnehin nicht mehr in der Lage, einen Kommentar abzugeben, also ist die Entscheidung damit gefallen.

Nachdem mir ein wenig Blut entnommen worden ist, um mit dieser Probe das geeignete Spenderblut zu ermitteln, erhalte ich bald die Infusion. Obwohl ich langsam daran gewöhnt sein sollte, auf diese Art fremde Substanzen zu empfangen, ekle ich mich enorm davor. Künstlich hergestellte Medikamente sind das eine. Echtes Blut von einem richtigen, lebenden Menschen, den ich nicht kenne, das ist etwas ganz anderes. Als ich die Konserve betrachte, frage ich mich unwillkürlich, was mit ihrem Spender nicht in Ordnung sein könnte. Wie ernährt sich dieser Mensch, wie sieht er aus, nimmt er häufig Tabletten, trinkt er gerne Alkohol, wäscht er sich regelmäßig, welche Krankheiten hatte er schon, wo schläft er und mit wem? Keine dieser Fragen kann mir beantwortet werden. Das fremde Blut widert mich an. Ich empfinde es wie eine schrecklich intime Berührung durch einen Fremden, dessen Körpersaft in mein System eingespeist werden soll.

Trotz der Transfusion bin ich immer noch anämisch. Der abstoßende Vorgang muss dreimal wiederholt werden, bevor meine Blutwerte sich soweit gebessert haben, dass die Ärzte mich für eine Weile in Frieden lassen. Aber das währt nicht lange. Da ich aufgrund meines körperlichen Zustands meine Zeit wieder ausschließlich im Bett verbringe, steigt die Gefahr eines Blutgerinnsels. Die Ärzte betrachten meine geschwollenen Beine und verabreichen mir Thrombosespritzen. Außerdem erhalte ich Diuretika, um wieder besser urinieren zu können. Diese Medikamente verursachen solche Unterleibskrämpfe bei mir, dass ich mich noch stundenlang nach ihrer Einnahme in meinem Bett winde und krümme. Zwar habe ich innerlich meinen Vorsatz, wie ein Löwe zu kämpfen, keinesfalls aufgegeben. Aber ein weiteres Mal führt mir mein Körper mit seiner Schwäche und den Schmerzen, die er leidet, vor Augen, wie hilflos mein Geist gegen das ist, was materiell mit mir passiert.

In ruhigeren Minuten sehe ich in meiner Vorstellung jetzt manchmal von oben auf mich herunter. Dünn und ausgemergelt liege ich wie ein bleiches Gerippe mit kaum Fleisch und zu viel Haut über den Knochen in meinem Krankenhausbett. Ich bin umgeben von medizinischen Geräten und Hilfsmitteln. Infusionsständer. Spritzen. Einweghandschuhe. Bettpfannen. Schläuche und Medikamentenpackungen. Die gelben Wände ragen bedrohlich zu beiden Seiten auf und ihre Farbe spiegelt sich in meiner Glatze.

Es kann eigentlich nur mehr eine Frage der Zeit sein, bis meine Kraft nicht mehr reicht, um am nächsten Morgen noch einmal die Augen aufzuschlagen.

33

Als ich und wohl auch meine Mutter es nicht mehr erwarten, bringen die Ärzte gute Nachrichten. Schon bei der letzten Behandlung sei der Tumor geschrumpft, danach vollends verschwunden und nun nicht wieder gewachsen, sagen sie. Ihr Bericht klingt beinahe beiläufig, so als trauten sie sich seinem Inhalt selbst noch nicht vollständig zu glauben. Aber für mich klingt es wie ein Wunder, was sie sagen. Heißt das etwa, ich habe das verdammte Gewächs besiegt? Oder ist das ein Witz, ein schöner Traum, aus dem ich gleich im Albtraum meiner bedrückenden Realität erwachen werde? So sehr ich mich auch bemühe, ich kann in diesem Moment nicht den vollen Gehalt dessen verstehen, was die Ärzte uns mitteilen. Mein Kopf ist einfach zu verstopft dafür.

Ich schiele zu meiner Mutter. Sie sieht aus, als habe sich eine tonnenschwere Last von ihren Schultern gelöst, als sei sie in Sekunden um zehn Jahre jünger geworden und habe unendlich viel Lebensfreude zurückgewonnen. Erst nach Minuten bemerkt sie mein apathisch wirkendes Verhalten und betrachtet bestürzt meine fehlende Reaktion. Es kann nicht wahr sein, muss sie denken, jetzt wo sich alles zum Guten zu wenden scheint, zeigt er kaum noch ein Lebenszeichen?

»Nur noch ein bisschen durchhalten«, flüstert sie mir zu und streichelt meinen Arm.

Tatsächlich geht auch dieser vierte Chemoblock irgendwann zu Ende und ich darf nach Hause zurück. Wie jedes Mal warnen die Ärzte davor, dass ich nach einiger Zeit aller Wahrscheinlichkeit nach Fieber bekommen werde und dann so rasch wie möglich ins Krankenhaus zurück muss. Besonders in meinem jetzigen Zustand wäre damit nicht zu spaßen. Diesmal zweifle ich keine Sekunde an ihrer Prognose. Die Erfahrung der vergangenen Monate hat mich gelehrt, dass sie damit zumeist Recht behalten. Abgesehen davon fühle ich mich so matt, dass ich mir kaum vorstellen kann, mich aus dem Krankenbett zu erheben. Obwohl der Tumor sich offenbar wirklich zurückgezogen hat, ist der Kampf noch nicht vorbei.

34

Zwei Tage darf ich zuhause verbringen, dann zeigt das Thermometer erhöhte Temperatur. An der Seite meiner Mutter mache ich mich wieder auf den Weg in das St. Anna Kinderspital. Obwohl ich weiß, dass ich schon einen so großen Teil meines schweren Weges zurückgelegt habe, ist auch diesmal wieder das Gefühl einer schweren Niederlage mit dabei, als ich mich ins Auto quäle, um den Weg zurück nach Wien anzutreten.

Aber meine Rückkehr verläuft anders als erwartet. Schon als ich die Station betrete, fällt mir die ungewohnte Ruhe auf. Mir scheint, dass Schwestern und Ärzte mir viel weniger hektisch gegenübertreten. Ich muss nicht mehr so viele Untersuchungen über mich ergehen lassen und werde nicht mehr so oft mit meinen Laborwerten konfrontiert. Zwei Tage erhalte ich noch Antibiotika in Tablettenform, dann werden auch diese abgesetzt. Nach drei weiteren Tagen soll zum Abschluss meines Aufenthalts eine umfassende Kontrolle erfolgen.

Es ist still im Krankenhaus. Ich spüre eine Art Abschiedsstimmung. Ich fühle mich an die letzte Schulwoche erinnert, in der man weder Tests schreiben noch Prüfungen ablegen muss und nur noch auf sein Abschlusszeugnis wartet. Ich schließe die Augen und sehe vor meinem inneren Auge ein schönes Bild. Die Ärzte, Schwestern und das Pflegepersonal haben sich darin zu beiden Seiten des Ganges vor meinem Zimmer aufgestellt. In der Szene, die ich mir ausmale, trete ich vor die Tür und sehe noch einmal allen Ärzten, Schwestern und Pflegern einzeln ins Gesicht. In einem plötzlichen Anflug von tiefer Verbundenheit bedanke ich mich still bei ihnen und laufe dann zwischen Applaus und Jubelrufen ins Freie, wo ich noch eine letzte Ehrenrunde drehe und danach für immer von diesem Ort verschwinde.

Bald darauf existiert der Tag meiner Entlassung nicht mehr nur in meiner Fantasie. Er wird Wirklichkeit. Ich nehme alles wie in Trance wahr, als würde ich den Abschied eines anderen betrachten, nicht meinen eigenen. Der Tumor, der wie ein ekelhafter Parasit mitten in meinem Kopf gesessen ist, ist vertrieben. Ich habe den Mistkerl besiegt, und das vier zu null. Vier Chemotherapieblöcke habe ich überstanden, gemeinsam mit meinem Team aus Ärzten, Schwestern, Pflegern und meiner Familie. Das alles unter der Leitung meines hochmotivierten Cheftrainers, meiner Mutter.

Mein Großvater ist gekommen, um mich aus dem Spital abzuholen. Meine Mutter ist schon vor mir nach Hause aufgebrochen, um alles für meine Rückkehr vorzubereiten. Als ich neben meinem Opa durch das Spitalstor trete, habe ich ein Gefühl, als würde mir eine Mannschaft unsichtbarer Fußballer von allen Seiten Bälle zuspielen, deren Annahme mich heillos überfordert. So heftig prasseln die Eindrücke auf mich ein. Alles scheint anders und neu.

Obwohl ich das Spital ja zwischen den Therapieblöcken verlassen habe, nehme ich an diesem Tag alles wahr, als würde ich es zum ersten Mal erleben. Als wäre ich gestorben und nun wieder zu einem neuen Leben erwacht, das ich erst kennenlernen muss. Ich bin neugierig und ängstlich zugleich. Auf einmal gibt es wieder andere Ziele als das Besiegen des Tumors in meinem Leben. Zugleich kehrt die Angst immer wieder auf heimtückische Weise mit Verstärkung zurück. Denn jetzt, wo ich mein Leben gewonnen habe, ist meine Furcht, es zu verlieren, größer als je zuvor.

Der Wagen meines Großvaters steht nicht weit vom Krankenhaus entfernt, und doch komme ich auf dem kurzen Weg rasch außer Atem. Jeder Schritt ist beschwerlich. Mein Opa öffnet die

Tür für mich. Langsam und mit einiger Mühe klettere ich auf den Beifahrersitz. Mein Opa wartet bis ich sitze, dann begibt er sich selbst hinter das Steuer. Als er sich angegurtet hat, schaut er zu mir herüber und grinst. Mein Opa war immer derjenige, der mich zu meinen Fußballmatches gebracht hat und die Situation erinnert mich daran. Er scheint ähnlich zu denken, denn er zwinkert mir zu und schmunzelt. »So, jetzt fahren wir wieder.«

Ich höre den Satz, sehe das vertraute Gesicht meines Opas, spüre die Vorfreude wie an den Tagen der Matches, und mir läuft eine Gänsehaut über den Rücken. Noch nie habe ich mich so lebendig gefühlt wie in diesem Moment.

Mein Opa startet den Motor und schon als er das Auto aus der Parklücke lenkt, kehrt die Angst zurück. Jemand hupt. Ich erschrecke. Was, wenn wir einen Unfall haben? Was, wenn ich auf diese Weise alles, was ich eben zurückgewonnen habe, wieder verliere? Wenn ich nach dem langen Kampf gegen den Tod jetzt durch einen dummen Zufall sterbe? Ich muss mir erst bewusst machen, dass das Leben kein Krankenhaus ist, es nicht darum geht, jede noch so kleine Gefahr frühzeitig zu erkennen und zu bannen. Ich muss wieder lernen, nicht alles als Bedrohung zu empfinden, sondern es als Geschenk und Normalität zugleich zu sehen.

Als ich in mein Krankenhauszimmer gesperrt für meine Genesung gekämpft habe, habe ich mir immer vorgestellt, wie wunderbar das Leben nach meiner Entlassung werden würde. Wie sorglos und frei. Damals hätte ich mir niemals gedacht, dass ich das Spital, die Ärzte und Kontrollen einmal vermissen könnte. Aber so ist es auf gewisse Weise. Einerseits bin ich nach meiner Entlassung glücklich, nun wieder selbstbestimmter handeln zu können, froh und dankbar, dass der Tumor sich zurückgebildet hat, ich mich nicht mehr in Behandlung befinde. Aber andererseits bin ich plötzlich auf mich allein gestellt. Es gibt keinen Plan mehr, nach dem ich vorgehen kann. Keinen, der mir jeden Morgen eine Richtung vorgibt, in die ich mich bewegen soll. Niemanden, der meine Werte kommentiert, niemanden, gegen den ich mich auflehnen oder mit dem ich kooperieren kann.

Vor allem gibt es den einen und einzigen Feind nicht mehr, den es zu bekämpfen gilt. Die bösartige Geschwulst ist verschwunden. Sie ist nicht mehr wahrnehmbar, ist nur noch ein Schatten aus Angst, den ich nicht fassen kann. Ich weiß, der Tumor ist nicht mehr in meinem Kopf, aber er kann jeden Tag zurückkehren, und die Chancen auf Heilung nach einem Rückfall sind um ein Vielfaches geringer als bei einer Ersterkrankung. Jede winzige negative Veränderung meines Zustandes deute ich als mögliches Symptom. Ein Niesen. Einen Juckreiz in der Nase. Ein Brennen der Augen. Kopfschmerzen. Ein leichtes Stechen in der Brust.

Deshalb empfinde ich beinahe eine gewisse Form der Erleichterung, als ich nach einer Woche zur Kontrolle ins Krankenhaus muss. Doch kaum stehe ich den Ärzten gegenüber, flammt mein alter Widerstandsgeist wieder auf und ich erkläre ihnen, dass ich so schnell wie möglich wieder zurück in die Schule und zu meinem Training möchte. Die Ärzte versuchen meine Euphorie zu bremsen. Meine Werte sehen nicht schlecht aus, aber auch noch nicht gut genug, um wieder in den Alltag zurückzukehren. Ich solle mich schonen, mich gut ernähren und es mit der Bewegung nicht übertreiben.

Dieser Rat gefällt mir gar nicht. Aber da ich meinen Ärzten, wie ich inzwischen verstanden habe, viel verdanke und sie mit ihren Einschätzungen offenbar durchaus manchmal richtig liegen, beschließe ich, ihre Meinung diesmal nicht zu ignorieren.

35

Als ich das Krankenhaus nach der Kontrolluntersuchung verlasse, weiß ich plötzlich, was mir fehlt. Ich brauche einen Plan, an den ich mich halten kann. Ich brauche einen Gratmesser für Erfolge und Rückschläge, der mir sagt, wohin und mit welcher Geschwindigkeit ich mich bewegen soll.

In den Medien war vor und während der Zeit meiner Erkrankung viel von Hermann Maier und seinem Motorradunfall die Rede. Seit meiner Entlassung aus dem Krankenhaus hat sich diesbezüglich wenig verändert und deswegen weiß ich auch, dass Hermann Maier ein Buch über den Unfall und die Folgen für sein Leben veröffentlicht hat.

Er beschreibt darin, wie er es geschafft hat, sich soweit zu regenerieren, dass er nun von Neuem an Weltcupskirennen teilnehmen kann, wie es ihm gelungen ist, seine verlorene Muskelmasse wieder aufzubauen, seine Fitness zurückzuerlangen und wie er sich auf die folgende Olympiade vorbereitet hat.

Dieses Buch ist genau das, was ich jetzt brauche. Wenn es bei Hermann Maier funktioniert hat, wird das Aufbauprogramm auch für mich geeignet sein, denke ich. Gut, die nächste Olympiade lasse ich meinetwegen noch aus.

Ich bitte meine Mutter, mir das Buch zu besorgen, und kaum einen Tag später liegt es schon auf unserem Küchentisch. In dem Buch finden sich auch Rezepte für Gerichte, die die Regeneration des Körpers unterstützen sollen. Ich bitte meine Mutter, sie nachzukochen, was sie mit großer Freude in Angriff nimmt, weil sie glücklich über die Rückkehr meines Appetits ist. Zur selben Zeit lege ich mir einen Trainingsplan zurecht. In meinem Elternhaus steht ein Ergometer. Ich will mit fünf Minuten Radfahren beginnen und mich in der nächsten Zeit langsam auf zehn steigern.

Körperlich fühle ich mich jeden Tag fitter. Schon in den ersten beiden Wochen nach meiner Entlassung nehme ich sieben Kilo zu. Die Entzündung in meinem Mund bildet sich zurück, die Übelkeit lässt nach, und mein Appetit ist wieder voll da. Ich esse und esse und meine Mutter sorgt für den Nachschub. Sie kocht und brät, bäckt und gart. Dabei achtet sie darauf, die Lebensmittel möglichst schonend zu behandeln, um keine Vitamine zu zerstören. Auch meine Großmutter kommt nun jeden Tag bei uns vorbei, um meine Mutter beim Kochen und Saubermachen zu unterstützen und mich ab und zu mit ihrem sarkastischen Humor zum Lachen zu bringen. Die beiden müssen mich jetzt nicht mehr zwingen, rohe Gemüsesäfte zu trinken, denn ich tue es von alleine, weil ich es als Teil meines professionellen Aufbauprogrammes betrachte.

Da ich mich langsam auch geistig wieder leistungsfähiger fühle, möchte ich den versäumten Schulstoff aufholen. Meine Mutter telefoniert mit meinem Klassenvorstand und schon zwei Tage später stehen die Lehrer meiner Hauptfächer vor unserer Tür. Sie bringen mir Arbeitsblätter, Test- und Schularbeitsangaben, Hausübungen, Lesetexte und andere Unterrichtsmaterialien vorbei und geben mir Tipps, auf welche Weise und in welcher Reihenfolge ich sie am besten bearbeiten soll. Damit ich nicht mehr so oft ins Spital muss, organisiert meine Mutter auch den Besuch einer Krankenschwester, die regelmäßig nach Stockerau kommt, um mir mittels Fingerstich Blut abzunehmen, das anschließend im St. Anna Kinderspital analysiert wird. So bleibt mir mehr Zeit, mich auf das Lernen und meine Genesung zu konzentrieren.

Diese Maßnahmen zeigen bald Wirkung. Nach einigen Wochen kann ich wieder Stiegen steigen, ohne sofort außer Atem zu kommen. Mich zu duschen stellt kein allzu großes Problem mehr für mich dar. Meinem von Hermann Maier inspirierten

Trainingsplan folgend, habe ich sogar begonnen, das Haus zu verlassen. Doch was mir am Anfang als die einfachste Übung erscheint, stellt sich bald als schwierige Aufgabe dar. Am ersten Tag schaffe ich zehn Schritte, bevor ich mir eingestehen muss, keine Kraft mehr zu haben. Auch nach ein paar Tagen gelingt es mir kaum, das Ende unserer Wohnstraße zu erreichen, ohne 15 Minuten Pause vor dem Rückweg einzulegen. So muss ich mich mühsam vorwärtsarbeiten und es dauert mehr als einen Monat, bis ich den Weg zum Haus meiner Großeltern, das fünf Minuten von dem unseren entfernt liegt, zu Fuß zurücklegen kann. Als ich diese Aufgabe gemeistert habe, möchte ich eine weitere Woche später wie vorgesehen mit dem Laufen beginnen. Ich schlüpfe also in meinen Trainingsanzug und verlasse das Haus.

»Übertreib es nicht, Nino!«, ruft mir meine Mutter an der Türe besorgt nach.

Ich antworte, dass sie sich keine Gedanken zu machen brauche, ich würde vorsichtig sein. Ich laufe ganz langsam, aber schon nach wenigen Schritten merke ich, dass ich meinen körperlichen Zustand überschätzt habe. Mein Herz sticht bei jedem Schlag und meine Knie scheinen der Last meines Gewichts nicht gewachsen zu sein. Ich beiße die Zähne zusammen und bemühe mich, wenigstens rasch zu gehen, einen Fuß vor den anderen zu setzen, mich Schritt für Schritt weiterzuarbeiten, doch es gelingt nicht. Ich merke, wie meine Beine nachgeben. Sie knicken ein. Gleichzeitig wird mir schwindlig und schwarz vor Augen. Sekunden später finde ich mich auf dem Asphalt wieder.

Verwirrt blicke ich mich um und brauche ein paar weitere Sekunden, um zu begreifen, was geschehen ist. Die Angst schneidet so scharf in meine Brust, dass ich das Gefühl habe, keine Luft mehr zu bekommen. Die Gedanken beginnen zu kreisen. Es ging mir doch schon um so vieles besser. Hat sich mein Zustand wieder verschlechtert? Ist das ein Rückfall? Ich schüttle meinen Kopf, um die quälenden Fragen zu vertreiben, zwinge mich gleichmäßig zu atmen, um wieder klarer denken zu können. Ich erinnere mich an die unendlich langsame und mühsame Rückkehr von Lance Armstrong zu seinem Sport, stelle mir den langen Kampf des Hermann Maier vor, denke an die Worte der Ärzte, die mich gewarnt haben, meine Kraft nicht zu überschätzen.

Ich richte mich in eine Sitzposition auf und sehe mich um. Einfamilienhäuser mit roten Dächern, grünen, gelben und weißen Fassaden reihen sich aneinander. Davor umzäunte Gärten, in denen die ersten Bäume blühen und Wäsche an den Leinen trocknet. Parkende Autos zu beiden Seiten der Straße. Die meisten von ihnen sind eben erst gereinigt worden und ihre bunten Lackierungen reflektieren das Sonnenlicht. Es ist still in dieser Gegend. Ich sehe weder Menschen, noch höre ich irgendwelchen Lärm. Ich schließe die Augen und atme den Duft der Magnolienblüten, der mir noch nie so stark aufgefallen ist, wie in diesem Frühling. Auch die Zeit scheint zu rasten. Alles wirkt verlangsamt und entschleunigt. Obwohl ich hier am Boden sitze, weil ich nicht mehr weiterlaufen kann, genieße ich den Geruch, der mich umgibt, habe das Gefühl, ihn schmecken zu können. Ich schaue in den blauen Himmel und staune über sein Strahlen, habe das Gefühl, er sei viel weiter als bisher.

In diesem Moment wird mir klar, dass mein Leben nie wieder so sein wird, wie vor der Erkrankung und ich nicht mehr derselbe Mensch mit demselben einseitigen Fokus bin. Immer noch habe ich vor, meine Fitnessziele bald zu erreichen. Aber das ist nicht mehr das Einzige, was zählt. Im Hier und Jetzt zu sein, am Leben zu sein, heimzukehren, meine Familie und Freunde sehen und mit ihnen lachen zu können, all das wird nie mehr eine

Selbstverständlichkeit für mich sein. Ob das schön ist oder mir Angst macht, weiß ich noch nicht. Wahrscheinlich ein bisschen von beidem.

Die Kontrollen im Krankenhaus werden bald seltener. Anfangs musste ich jede Woche im Spital erscheinen, jetzt finden die Untersuchungen nur noch monatlich statt. Meine Blut- und Harnwerte werden ermittelt, ein EKG erstellt, ein Ultraschall wird durchgeführt, und Röntgenbilder werden gemacht. Bei einzelnen Terminen werden Computertomographien und MRTs gemacht. Ich schwitze dabei jedes Mal, als befände ich mich in einem Match mit dreißigminütiger Verlängerung. Immer wenn die Ärzte auf mich zukommen, um die Ergebnisse zu verkünden, muss ich die Augen schließen. Ich bin nicht fähig, ihnen ins Gesicht zu blicken, in dem ich vielleicht schon die schreckliche Ankündigung lesen könnte: »Nino, es tut uns leid dir mitteilen zu müssen, dass der Tumor wieder ...«.

Aber die befürchteten Sätze fallen nicht. Von Kontrolle zu Kontrolle wächst meine Zuversicht. Nur wenn ich das Datenblatt betrachte, wird mir manchmal noch schwindlig. »Jährliche Kontrollen bis zehn Jahre nach Therapieende«, steht dort ganz unten auf der Seite und mir graut davor, wenn ich an diese Zeitspanne denke, die beinahe so lange wie mein gesamtes bisheriges Leben ist. Wird das denn nie aufhören?, frage ich mich. Werde ich niemals mehr vollkommen sicher sein, nicht mehr zu erkranken? Wird diese Angst vor einem Rückfall von jetzt an mein ständiger Begleiter sein? So sehr ich mich auch bemühe, mich zu beruhigen, in meinem Herzen kenne ich die Antwort.

36

Langsam wird mir klar, dass ich mir meine Ziele zu hoch gesteckt habe. Noch immer kann ich keine längeren Strecken zu Fuß zurücklegen, bin weit entfernt davon, zu laufen oder gar mit meiner Mannschaft trainieren zu können, wie ich mir das im Spital ausgemalt habe.

Doch es gibt einen Fortschritt. Bei einem Gespräch mit Prof. Gadner verkündet er, dass ich jetzt wieder mit der Schule anfangen könne. Ich bin außer mir vor Freude, möchte aufspringen und ihn umarmen. Ich habe das Gefühl, endlich den steinigen Umweg verlassen zu dürfen, den ich in den vergangenen Monaten beschreiten musste, zurück auf meine Straße Richtung Fußballprofi einschwenken zu können. Prof. Gadner betrachtet erfreut meine Reaktion, gratuliert mir und schüttelt mir die Hand. In diesem Moment ist das Leben einfach nur schön.

Früher war die Schule für mich oft eine lästige Notwendigkeit, aber jetzt kann ich mir kaum etwas Schöneres vorstellen, als diesen Ort wieder besuchen zu dürfen, und dieses Stückchen Normalität stimmt mich so optimistisch, dass ich zuerst gar nicht darüber nachdenke, wie mein Empfang sein wird.

Erst auf der Fahrt nach St.Pölten tauchen Fragen auf. Wie werden sich meine Klassenkollegen verhalten? Wie soll ich ihnen gegenübertreten? Werde ich in ihren Augen der bemitleidenswerte Kranke sein, der, auf den sie von nun an immer besondere Rücksicht nehmen müssen? Der mit dem schlimmen Schicksal? Der Behinderte?

Ich denke an einen Mitspieler, der durch einen Mopedunfall seinen Bruder verloren hat. Am Tag des Unglücks gab es im Internat eine Lautsprecherdurchsage, mit der er in das Internatsdirektorium gerufen wurde. Wie die Information durchgesickert war, konnte keiner sagen, aber schon kurz nach der persönlichen Unterredung wusste die ganze Klasse über den Unfall und seinen tödlichen Ausgang Bescheid. Es war zweifellos so, dass die gesamte Schule aus irgendwelchen Quellen jetzt auch über meine Krankheit informiert war. Selbst wenn ich so tun würde, als wäre nichts geschehen, würde das Schauspiel nicht aufgehen. Immerhin habe ich zum Zeitpunkt meiner Rückkehr weder Haare noch Augenbrauen, was sollte ich also sagen? Hey, Freunde, ich war mal kurz für ein paar Monate mit David und Victoria Beckham auf Urlaub. Und weil sie solche Spaßvögel sind und mir ein Andenken mitgeben wollten, haben sie mich in der letzten Nacht auf ihrer Yacht kahlrasiert? Eine lustige, aber keine sehr glaubwürdige Geschichte.

Rasch wird mir klar, dass ich keine Sonderstellung möchte. Zu lange habe ich mich in einem von der Normalität abweichenden Zustand befunden. Ich will zurück in die Gemeinschaft, will ein Schüler wie alle anderen sein. Also beschließe ich, in die Offensive zu gehen, plane jeden, der mich zu bemuttern versucht, mit schroffen Worten zurückzuweisen. Niemand soll auf die Idee kommen, mir die Sporttasche zu tragen, mich zu stützen oder mir irgendwo den Vortritt zu lassen. Als sich mein Opa von mir verabschiedet, höre ich seine aufmunternden Worte kaum, so beschäftigt bin ich damit, möglichst gesund und fit auszusehen.

Als ich das Schulgebäude betrete, versuche ich die Blicke der anderen Schüler zu ignorieren. Nur aus den Augenwinkeln nehme ich sie wahr. Manche sind erschrocken, andere scheinen Anteilnahme zu signalisieren. Wieder andere betrachten mich mit einem beinahe bewundernden Ausdruck in ihrem Gesicht. Ich erkenne, dass einige für ein paar Sekunden die Luft anhalten, sobald sie mich sehen, höre Getuschel hinter meinem Rücken. Ich spüre Mitleid und auch Abwehr. Einige der Schüler scheinen sich nicht sicher zu sein, ob der Krebs gegen jede Vernunft nicht doch ansteckend für sie sein könnte. Sie halten beim Gehen eindeutig Abstand von mir oder bleiben in einiger Entfernung von mir stehen. Ich versuche, meine Füße fest auf den Boden zu setzen, nehme die Schultern zurück und halte den Kopf hoch. So gehe ich, den Blick geradeaus gerichtet, in meine Klasse, und meine Mitschüler bereiten mir einen eingeübt wirkenden, aber dennoch herzlichen Empfang.

Ich bin froh über ihre Anteilnahme. Viele kommen zu mir, um mir Fragen über meinen Krankheitsverlauf zu stellen, wollen etwas über die Therapie und den Spitalaufenthalt erfahren. Sie zeigen keine Berührungsängste, bitten mich, meine Glatze berühren und über meinen erst vor kurzem gewachsenen Haarflaum streichen zu dürfen. Obwohl ich mich ein wenig seltsam fühle, eine Art Anschauungsobjekt zu sein, bin ich gleichzeitig auch froh darüber. Es hätte schlimmer kommen können, denke ich. Niemand aus meiner Klasse scheint sich derart vor mir zu ekeln, dass er Abstand hält.

Aber mein Wesen hat sich auch bezüglich des Strebens nach Anerkennung gewandelt. Es ist eigenartig. Obwohl mich die Gedanken an einen Rückfall häufig quälen, habe ich zur gleichen Zeit das Gefühl, mich nun vor niemandem mehr fürchten zu müssen. Wer soll mir noch Angst einjagen, denke ich. Was könnte schlimmer sein, als meine Erfahrung der vergangenen Monate? Ein verlorenes Fußballspiel, eine schlechte Note? Na und, es wird doch eine nächste Schularbeit, ein nächstes Match geben. Ich muss niemandem mehr gefallen und bestimme meinen Wert selbst. War ich früher ein angepasster und den Lehrern gefälliger Schüler, werde ich nun zum Rebell. Ich nehme mir kein Blatt mehr vor den Mund und spreche Missstände und Ungerechtigkeiten offen bei Lehrern, Erziehern und Mitschülern an. Ich beklage mich bei unseren Betreuern über die Zustände der Bäder und Toiletten, erzähle vom Schimmel an den Wänden und in den Duschkabinen. Mein Blick für Gesundheitsrisiken ist seit meiner Krankheit extrem geschärft. Ich achte jetzt auch wieder peinlich genau auf meine Körperhygiene. Na gut, so radikal wie meine Mutter bin ich in punkto Sauberkeit wohl noch nicht, aber das ist auch nicht mein Ziel.

Ich mache mir damit nicht nur Freunde. Viele können meinen Sinneswandel nach einer ersten nachsichtigen Phase nicht nachvollziehen, halten mich für übertrieben heikel oder kleinlich. Umgekehrt fehlt mir oft das Verständnis für die Alltagsprobleme meiner Mitschüler. Ich kann nicht nachvollziehen, warum sie sich über Nichtigkeiten wie zu kurze Pausen, lange Hausübungen oder Rauchverbote derart aufregen können. Mir wird klar, dass sich durch meine Erfahrungen der vergangenen Monate auf gewisse Weise auch eine Art Kluft zwischen uns aufgetan hat.

37

Irgendwann ist er dann da, der Tag, an dem ich wieder aktiv an einem Match teilnehmen soll. Eigentlich bin ich noch nicht wirklich fit, habe meine volle Leistungsfähigkeit noch nicht zurückerlangt. Aber Herr Christian Brosig, mein Trainer, entscheidet gegen alle Einwände der anderen Spieler und Trainer, dass ich spielen soll. Vermutlich will er mich durch meine Aufstellung motivieren und damit meine Genesung unterstützen. Ich bin ihm sehr dankbar für diese Entscheidung. Noch dazu handelt es sich um ein wichtiges Spiel, denn an diesem Tag soll unsere Mannschaft gegen Rapid antreten, die Nachwuchs-Bundesligamannschaft mit den meisten Fans in ganz Österreich. Als es losgehen soll, weist mich Brosig an, auf der Ersatzbank Platz zu nehmen. Darüber bin ich nicht verwundert, denn nach meiner langen Krankheitspause ist es nur natürlich, dass ich nicht gleich für die vollen 90 Minuten eingesetzt werde.

In der zweiten Spielhälfte lässt mich der Trainer aufwärmen. Während ich meinen Körper dehne, verstreichen die Minuten. Ich bin verärgert darüber, dass das Ende des Spiels sich bereits nähert und beginne mich zu fragen, wozu ich eigentlich hierhergekommen bin, wenn man mich dann gar nicht einsetzt. Als ich gerade überlege, ob der Trainer mich mit der langen Aufwärmphase nur bei Laune halten will, werde ich doch noch eingewechselt. Ich laufe auf das Spielfeld und habe in diesem Moment das Gefühl, als würde sich all die Verzweiflung, Angst und Wut der vergangenen Monate in mir sammeln und mir neue Kraft verleihen. Wie in einem Film sehe ich die Szenen des Matches vor mir ablaufen. Jemand spielt mir den Ball zu. Ich sehe das Tor in einigen Metern Entfernung und trete gegen ihn, als könnte ich die aufgestauten Gefühle mit diesem Tritt für immer loswerden.

Der Ball hebt vom Boden ab und fliegt in gerader Linie ins rechte obere Kreuzeck. Der gegnerische Torwart hat keine Chance, ihn zu erreichen. Bevor ich noch begreife, was geschehen ist, sehe ich schon meine Teamkollegen auf mich zustürmen. Sie umarmen mich, klopfen auf meine Schulter, jubeln und heben mich hoch. Auf den Zuschauerrängen steht ein älterer Mann auf und ruft: »Jetzt hat der Herrgott heruntergeschaut!«

Ich lache so befreit, wie schon seit einer Ewigkeit nicht mehr. Mein Opa und meine Mutter, die natürlich gekommen sind, um mein erstes Spiel nach der langen Pause zu verfolgen, sind außer sich vor Freude, stehen klatschend und jubelnd auf der Tribüne. Es ist eine Szene wie aus einem Hollywoodblockbuster. Nur viel, viel besser, weil sie real ist.

Jetzt habe ich wirklich gesiegt. Der Schiedsrichter pfeift das Spiel ab. Mein Leben hat gerade erst begonnen.

Nachwort

Erst lange nach meiner Entlassung aus dem Krankenhaus erfuhr ich, wie knapp es gewesen war. Meine Überlebenswahrscheinlichkeit war bei knapp 50 Prozent gelegen.

Während meiner Zeit im St. Anna Kinderspital habe ich mir nie die Frage gestellt, wie es sich für die Ärzte anfühlt, ständig gegen den Tod zu kämpfen. Ich wollte nie wissen, warum sie ihren Beruf gewählt haben, was ihnen Hoffnung gibt, woher sie ihre Kraft für die anstrengende und zeitintensive Arbeit nehmen und ob sie einen Ausgleich für ihre schwere Tätigkeit haben. Damals war ich zu sehr mit mir selbst, meiner Krankheit und dem Erwachsenwerden beschäftigt. Wie in diesem Buch ausführlich beschrieben, habe ich anfangs die Ärzte statt meiner Krankheit als Feind betrachtet. Natürlich sind auch Ärzte nur Menschen, und es gibt unter ihnen einfühlsame und oberflächliche, gute und schlechte, wie in allen anderen Berufen auch. Obwohl ich während meines Spitalaufenthaltes auch negative Erfahrungen mit manchen von ihnen gemacht habe, ist mir heute doch bewusst, wie sehr ich der Schulmedizin und ihren Anwendern mein Leben verdanke. Und ich bin weiß Gott nicht der Einzige.

Heute interessiert mich deshalb auch die Perspektive derer, die auf der anderen Seite stehen. Ganz besonders die Sicht des Arztes, den ich am meisten bewundert und respektiert habe, den damaligen ärztlichen Leiter und Direktor des St. Anna Kinderspitals, Professor Dr. Helmut Gadner. Aus diesem Grund habe ich ihn, der inzwischen wohlverdient im Ruhestand ist, um ein Gespräch gebeten, zu dem er sich gerne bereit erklärt hat.

Ich treffe Professor Gadner in seinem Büro in den Räumlichkeiten des St. Anna Kinderspitals. Schon als ich ihm gegenüber trete, fühle ich, dass er noch immer ein lebensfroher Mensch ist. So hatte ich ihn auch in Erinnerung. Trotz all der Jahre harter und sicher oft ernüchternder Arbeit hat er die Fähigkeit zu lachen nicht verloren. So als wolle er zeigen, dass ihm auch die schlimmsten Niederlagen nichts anhaben können. Gleichzeitig wirkt er gütig und versöhnt. Sofort fällt mir wieder ein, dass ich mich schon damals, während meiner Erkrankung, in seiner Gegenwart wohl und getröstet gefühlt habe.

Während ich mit ihm spreche, wird mir rasch klar, was für ein unglaubliches Wissen und wie viel Lebenserfahrung dieser Mann hat. Ich staune über seine Bescheidenheit. Er ist Mitbegründer der Polychemotherapie, bei der verschiedene Krebsmedikamente gemeinsam eingesetzt werden, wodurch sich die Heilungsrate in den vergangenen dreißig Jahren um ein Vielfaches erhöht hat. Er hat diese Behandlungsmethode in Österreich und schließlich sogar im Ausland etabliert und den Grundstein für das St. Anna Kinderspital in seiner heutigen Form gelegt. Immer hat er für seine Patienten, ihr Leben und Wohlbefinden gekämpft. Er hat viel von seiner Freizeit geopfert, um ihre Situation zu verbessern, hat Spender gefunden, deren Gelder den Umbau des Krankenhauses und die dort stattfindende Forschung erst ermöglicht haben. Voller Begeisterung spricht er über die Behandlungserfolge, ist stolz auf das St. Anna Kinderspital und die Mitarbeiter, lobt dabei aber niemals sich selbst. Ich spüre, dass er ein Menschenfreund ist und das Leben liebt. All sein Streben scheint dem Zweck der Heilung zu dienen, der Gesundung der krebskranken Kinder und Jugendlichen. Ich frage ihn, warum er sich für diesen Weg entschieden hat, und er erzählt mir davon.

Als junger Turnusarzt arbeitet Helmut Gadner in einem kleinen Krankenhaus am Land. Immer wieder kommen ältere Patienten zu ihm, die ihre Leiden selbst verursacht haben. Gewissenhaft behandelt er Trinker und Kettenraucher, deren Leber oder Lunge versagen, hilft Diabetikern, die sich nicht an ihre Diät halten und jede Bewegung vermeiden, spricht mit Herzkranken, die sich weigern, sich zu schonen. Stundenlang versucht er, den Menschen ins Gewissen zu reden, sie von einer gesünderen Lebensweise zu überzeugen, ihnen die Vorteile eines beschwerdefreien Alltags zu schildern. Als er sieht, dass die Mehrzahl dieser Patienten ihr gesundheitsschädliches Verhalten stur wieder aufnimmt, sobald sie aus dem Krankenhaus entlassen worden sind und es ihnen wieder besser geht, fühlt er sich frustriert. Dieselben Menschen kommen wieder und wieder zur Behandlung, ihr Gesundheitszustand wird schlechter und schlechter und seine Arbeit erscheint ihm bald sinnlos.

So beschließt der junge Helmut Gadner, sich während seiner weiteren Ausbildung einer anderen Gruppe von Patienten zuzuwenden. Jener, die ihr ganzes Leben noch vor sich hat und noch die Chance hat, achtsam damit umzugehen: Den Kindern und Jugendlichen.

Er geht an die Universitätskinderklinik nach Berlin, wo in seinem ersten Jahr die kleinen Patienten nur mit Cortison und einigen wenigen anderen Medikamenten gegen ihre Leukämie behandelt werden. Anfangs bessert sich der Zustand der Kinder rasch, doch schon nach einem halben Jahr erleiden die meisten von ihnen einen Rückfall und sterben wenig später an ihrer Krankheit. Zu jedem der kleinen Patienten hat er eine persönliche Beziehung aufgebaut, sich mit jedem von ihnen so oft wie möglich unterhalten, hat versucht, ihnen Mut zuzusprechen und Hoffnung zu geben. Nun muss er ihrem Sterben zusehen und weiß bald nicht mehr, woher er die Kraft für die nächsten aufmunternden Gespräche nehmen soll. Dr. Gadner ist erschüttert und wartet sehnsüchtig auf die Rückkehr eines Experten von einem zweijährigen Forschungsaufenthalt in New York.

Als er zurück ist, arbeiten er und Dr. Gadner gemeinsam intensiv daran, Methoden zu entwickeln, durch deren Anwendung die Heilungsrate der Kinder erhöht werden kann. Monatelang arbeiten sie bis spät in die Nacht an einem neuen Behandlungskonzept, sprechen mit Kollegen aus anderen Kliniken, diskutieren diese und jene Vorgehensweise, lesen unzählige Forschungsberichte und Studienergebnisse. Schließlich scheinen sie einen Lösungsansatz gefunden zu haben. Statt ein Zytostatikum nach dem anderen anzuwenden, soll die Gabe der Medikamente nun kombiniert werden, um ihre unterschiedliche Wirkung auszunutzen und so Resistenzen entgegenzuwirken. Tatsächlich bringt dieser Ansatz die Wende. Schon bald gesundet die Hälfte der kleinen Patienten, ohne nach einem halben Jahr rückfällig zu werden. Ein weiteres Jahr verstreicht, und den Kindern geht es noch immer gut. Helmut Gadner fühlt sich erlöst. Er ist glücklich und dankbar, weiß nun, dass er diesen Weg weiterhin beschreiten will und wird.

Zehn Jahre bleibt er in Berlin, bevor er an das St. Anna Kinderspital nach Wien berufen wird. Als er seine zukünftige Arbeitsstätte besichtigt, ist er entsetzt. Sieben bis acht krebskranke Kinder sind ohne Privatsphäre gemeinsam in engen Betten in einem Saal untergebracht, das Gebäude ist abgenutzt, die medizinischen Geräte sind veraltet, das Personal aufgrund seiner geringen Anzahl überfordert. Nur unter der Voraussetzung eines Umbaus und der Aufstockung der zur Verfügung stehenden Gelder, erklärt sich Helmut Gadner bereit, Direktor des St. Anna Kinderspitals zu werden.

Er bekommt, was er will. Mit Beharrlichkeit setzt er seine Wünsche durch, etabliert die Polychemotherapie in ganz Österreich. Sein Haus wird rasch zum Landeszentrum für diese Behandlungsmethode und zum Vorbild für Kliniken in aller Welt. Inzwischen werden auf diese Art und Weise achtzig Prozent aller krebskranken Kinder geheilt. Trotzdem spricht Helmut Gadner nie von seiner harten Arbeit, seinem Verdienst oder Erfolg, sondern von Glück.

Nach all den Jahren hat er seinen Enthusiasmus nicht verloren, erzählt begeistert von der steigenden Heilungsrate, will weiterkämpfen, die Ergebnisse noch weiter verbessern. Er kommt, so oft er Zeit findet, in sein Spital. Obwohl er während seiner Laufbahn so viele Kinder hat sterben sehen, ist er nicht abgestumpft. Noch immer trauert er wie beim ersten Mal um jeden kleinen Menschen, den er oder die Ärzte seines Spitals verlieren.

Ich frage ihn nach den besten Momenten seiner Karriere und er antwortet: »Am schönsten ist es, wenn mir ein ehemaliger Patient nach Jahren auf der Straße begegnet und mir erzählt, dass es ihm noch immer gut geht.«

Zu seinen schrecklichsten Momenten gehöre nach wie vor der Tod. Der Umgang mit dem frühen Ende sei niemals leicht geworden. Helmut Gadner plädiert für Ehrlichkeit gegenüber jedem jungen Menschen. Die Ärzte müssten so oft wie möglich mit ihnen über ihre Erkrankung reden, alle ihre Fragen beantworten, zu jeder Uhrzeit für sie bereitstehen. Wichtig dabei sei eine kindgerechte Sprache, die das Vorstellungsvermögen der Kinder nicht überfordert. Kein schonungsloser, sondern ein einfühlsamer Umgang sei erforderlich. Außerdem müssten sich alle Behandelnden, Ärzte wie Schwestern, Psychologen und Lehrer, in ihren Aussagen einig sein, um die Kinder nicht zu verwirren, falsche Ängste zu schüren oder ihnen falsche Hoffnungen zu machen. Schon deshalb habe er immer darauf bestanden, dass sich im St. Anna Kinderspital die behandelnden Teams zweimal pro Woche zusammensetzen, um ihr Wissen über den Krankheitsverlauf des Patienten gegenseitig auf den neuesten Stand zu bringen.

Helmut Gadner hat sich oft über die Kraft seiner kleinen Patienten gewundert. Die meisten von ihnen würden sich viel weniger vor dem Sterben fürchten als die Erwachsenen. Der Glaube an ein Jenseits, den lieben Gott oder an Engel habe dabei vielen von ihnen geholfen.

Während des Gesprächs mit dem Professor bekomme ich langsam ein schlechtes Gewissen. Jetzt tut es mir leid, und ich schäme mich beinahe dafür, mich in der Zeit meiner Erkrankung oft bockig und stur, auch gegenüber den engagiertesten Schwestern und Ärzten, verhalten zu haben. Ich frage Professor Gadner nach dem Umgang mit jugendlichen Patienten wie mir, mit solchen, die sich gerade mitten in der Pubertät und in einer Rebellion gegen die Autoritäten in ihrem Leben befinden.

Dr. Gadner sieht mich an und lächelt. Es ist ein wissendes und verschmitztes Lächeln zugleich. Eines, bei dem mir klar wird, dass er meine Gedanken durchschaut. »So einfühlsam und vorsichtig man mit den kleinen Kindern über ihre Krankheit sprechen soll, so ungeschönt und offen muss man mit den Jugendlichen oder deren Eltern reden, die sich gegen ihre Behandlung wehren«, sagt er.

Die Mitarbeit des Patienten würde einen großen Teil zu seiner Heilung beitragen, der Wille zur Genesung körperliche Abwehrkräfte stimulieren. In Kombination mit den richtigen Medikamenten und der richtigen Pflege hätten krebskranke Kinder und Jugendliche heute eine große Chance zu überleben. Andererseits würden die so Erkrankten ohne entsprechende medizinische Behandlung mit Sicherheit in wenigen Monaten sterben und dabei unter furchtbaren Schmerzen leiden. Das hätte er den sich gegen die Chemotherapie sträubenden Jugendlichen immer genau so gesagt. Sofort erinnere ich mich an ein Gespräch, in dem er auch mir ins Gewissen geredet hat.

In den vielen Jahren seiner Tätigkeit, erzählt Professor Gadner, seien nur wenige Male Patienten verschwunden, um sich von Geistheilern oder durch andere alternative Methoden behandeln zu lassen. Sie alle seien nach einiger Zeit und in viel schlechterem Gesundheitszustand in das St. Anna Kinderspital zurückgekehrt. Ein einziges Mal habe er die Eltern eines erkrankten Mädchens mit Hilfe eines Anwalts sogar dazu zwingen müssen, ihre Tochter in seinem Krankenhaus behandeln zu lassen. Die Eltern weigerten sich strikt gegen die Medikamentengabe und die notwendigen Untersuchungen, nahmen die Tochter aus dem Krankenhaus und fuhren mit ihr nach Spanien zu einem Wunderheiler. Helmut Gadner stufte die Chancen des Kindes auf Genesung sehr hoch ein. Weil er bald nicht mehr zusehen konnte, wie in den Medien Bilder des Kindes mit wachsendem Bauch erschienen, wie es immer schwächer wurde und abmagerte, habe er damals die rechtlichen Schritte eingeleitet. Das Mädchen sei durch seine Behandlung auf der pädiatrischen Intensivstation im AKH rasch gesund geworden und geblieben, erzählt Professor Gadner und fügt hinzu: »Ich war damals sehr erleichtert, mich nicht geirrt zu haben.«

Heute hätte er nicht mehr den Mut, so etwas durchzusetzen, sagt er nach einigen Sekunden nachdenklichen Schweigens mit einem Augenzwinkern.

Ich glaube ihm nicht. Ich bin überzeugt davon, er würde noch immer bis zur letzten Sekunde und mit all seiner Kraft für seine Patienten kämpfen.

Meine Entlassung aus dem St. Anna Kinderspital liegt jetzt zehn Jahre zurück. Noch immer prägt meine damalige Krebserkrankung meinen Alltag. Immer noch sucht mich ab und zu die Angst heim, einen Rückfall zu erleiden. Immer noch quälen mich stärker als früher Gedanken an Unfälle oder andere Schicksalsschläge, die mein Leben oder das meiner Familie und Freunde von einem Tag auf den anderen beenden oder zumindest dramatisch verändern könnten. Und immer noch verfalle ich bei der kleinsten körperlichen Beeinträchtigung wie Schnupfen, Husten oder Atemlosigkeit in eine Art Panikzustand.

Wenn die jährlichen Kontrollen im Spital anstehen, rufe ich noch heute meine Mutter an, bei der ich schon länger nicht mehr wohne. Ich bitte sie, im Krankenhaus einen Termin für mich zu vereinbaren und später auch die Ergebnisse der Untersuchungen für mich in Empfang zu nehmen. Ich bin mir sicher, dass ihr diese Bitten viel abverlangen, aber sie erfüllt sie jedes Mal ohne zu zögern, und ich bin ihr unendlich dankbar dafür.

So sehr mein Leben durch meine Krebserkrankung an Leichtigkeit verloren hat, so sehr hat es doch an Tiefe gewonnen. Es wäre vermessen zu behaupten, ich wäre dankbar für mein Lymphom, aber ich möchte die Erfahrung auch nicht missen. Sie gehört genauso zu meiner Geschichte, wie all die schönen und glücklichen Momente meines Daseins und hat mich letztendlich zu dem Menschen gemacht, der ich bin. Durch die Krankheit ist mein Selbstbewusstsein gestärkt geworden. Ich weiß, was ich schaffen kann, welche Schmerzen mein Körper und Geist erdulden und überwinden können. Ich habe Vertrauen in mein Urteilsvermögen und meine Intuition gewonnen. Wenn mir jemand einen Rat erteilt, bin ich gerne bereit ihn zu hören, prüfe jedoch sorgfältig, ob eine danach getroffene Entscheidung sich mit meinen Ansichten vereinbaren lässt. Egal wie gebildet, erfahren oder weise die ratende Person auch sein mag. In den meisten Fällen filtere ich heraus, was mir für meine Lebenssituation brauchbar erscheint und verwerfe den Rest. Ich selbst bin meine letzte und wichtigste Instanz.

Neben diesem Gewinn an Selbstvertrauen hat sich auch mein Blick für die Schönheit des Lebens geschärft. Noch immer erwache ich jeden Frühling zusammen mit der Natur, als würde ich eben erst das Krankenhaus verlassen. Ich liebe den Duft von Bäumen und Blumen, genieße Wind, Regen und Schnee, als wäre ich jahrelang an ihrer Wahrnehmung gehindert worden. Ich spüre, wie wertvoll das Leben ist und will die wunderbaren Momente festhalten, nehme mir immer wieder vor, den Augenblick noch mehr zu genießen, vollständig im Hier und Jetzt zu leben.

Dabei habe ich auch den Weg zum Fußballprofi verlassen. Zu sehr hinderte mich das zielgerichtete Streben, etwas anderes außerhalb dieser engen Sportwelt wahrzunehmen. Es dauerte einige Jahre, bis ich mir diese Entwicklung eingestehen konnte, aber schließlich verließ ich als hoffnungsvolles Mitglied der österreichischen Jugendnationalmannschaft das Team, um genau das Fach zu studieren, von dem ich früher so wenig gehalten habe, nämlich Psychologie.

Heute kann ich sagen, dass ich mit meinem Leben zufrieden bin und ich möchte jedem Menschen, der von einer Krebserkrankung betroffen ist, sagen, dass auch er oder sie das erreichen kann. Das Wichtigste ist, an seine Genesung zu glauben und dafür zu kämpfen.

Natürlich muss ein Patient die Unterstützung der Ärzte dabei annehmen und von ihrem medizinischen Fachwissen Gebrauch machen. Ohne ihre Behandlung wird man den Kampf verlieren. Letztendlich sind aber, und davon bin ich überzeugt, der Wille zu überleben und das Vertrauen zu sich selbst sowie die Unterstützung durch liebe Menschen die wichtigsten Bestandteile jedes Heilungsprozesses.

Nachwort des Leiters des St. Anna Kinderspitals

Dieses Buch berührt auch uns mit Kinderkrebs beruflich Konfrontierte, die wir uns täglich um das Leben der erkrankten Kinder bemühen, sehr. Der Autor war in seiner Jugend an einem Lymphdrüsenkrebs erkrankt, der auf Grund seiner hohen Aggressivität eine der intensivsten Chemotherapien verlangte, die wir Patienten zumuten können, einzig um das Überleben zu sichern. Dabei wurde Nino Rauch, wie er beschreibt, immer wieder bis an die Grenzen der körperlichen aber auch seelischen Belastbarkeit gebracht. Neben der Schilderung der eigenen Persönlichkeitsentwicklung von einem Jugendlichen, der zuerst nur abwehren und verweigern kann, zu einer durch die Krankheit und durch seine Grenzerfahrung gereiften und gestärkten Persönlichkeit, die letztlich den Krebs und die körperliche Belastung besiegt, schildert erSzenen aus dem Alltag während der Erkrankung, die für den Betroffenen dramatischer nicht vorstellbar sind.

Auch wenn heute, anders als noch vor 30 oder 40 Jahren, etwa 80 Prozent der erkrankten Kinder und Jugendlichen geheilt werden können, so sind die fehlenden 20 Prozent der Patienten weiter bestehender Ansporn und Mahnung, die Anstrengungen in Therapie und Forschung unvermindert fortzuführen. Darüber hinaus besteht – wo heute das Überleben wahrscheinlich wird – ebenso die Notwendigkeit, etablierte und erfolgreiche Therapien dort weiter zu verbessern und abzumildern, wo die Krankheit es erlaubt und neue Medikamente den Ersatz besonders belastender Substanzen gestatten.

Über diese allgemeinen Aspekte hinaus ist dieses Buch eine bewegende Aufforderung, es weiter „besser zu machen", sich noch besser in die Situation des Betroffenen einzufühlen, und – wie in der Kinderonkologie dankenswerterweise seit langem etabliert, jedoch vom Betroffenen in seiner Notsituation oft nur schwer zu akzeptieren - in den schwierigsten Situationen neben der medizinischen Behandlung seelische und psychologische Hilfe zu gewähren. In diesem Sinne sind wir dem Autor dankbar für seine kritische Rückblende auf erlittenes Leid, dies zu lindern in jeder Hinsicht immer unser Anspruch sein muss.

Wien, im Jänner 2014

Prof. Dr. Wolfgang Holter
ÄD St. Anna Kinderspital

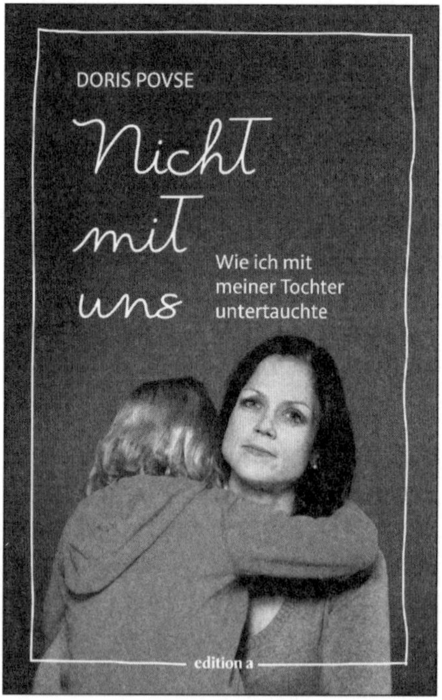
DORIS POVSE
Nicht mit uns
Wie ich mit meiner Tochter untertauchte
edition a

Doris Povse
Nicht mit uns
Die wahre Geschichte über die Liebe einer Mutter, die keine Grenzen kennt.

Ein italienisches Gericht sprach ihrem ehemaligen Lebensgefährten die gemeinsame Tochter zu. Doch die konnte sich zu diesem Zeitpunkt gar nicht mehr an ihren Vater erinnern und sprach kein Wort Italienisch. Povse ging bis zum Äußersten. Sie tauchte mit ihrer Tochter unter, riskierte eine jahrelange Haftstrafe und war unversehens im Blickpunkt der Öffentlichkeit. Jetzt erzählt sie zum ersten Mal umfassend, woher sie ihren Mut nahm, wie sie mit der sechsjährigen Sofia im Untergrund überlebte und wie sie mit dem öffentlichen Druck umging.

ISBN 978-3-99001-084-6
192 Seiten, EUR 19,95